常见疾病护理
精要与案例分析

主编 全清清 费 丹 郑惠容
　　 屠玉红 陈 然 贺 云

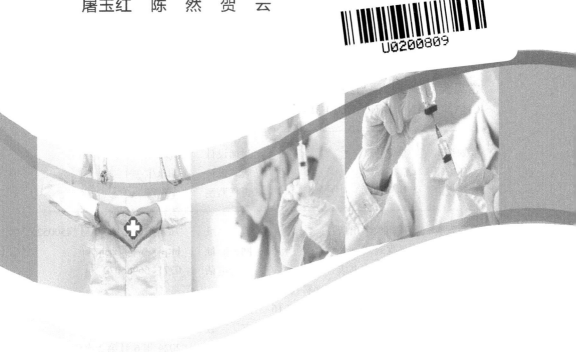

郑州大学出版社

图书在版编目(CIP)数据

常见疾病护理精要与案例分析／全清清等主编. — 郑州：郑州大学出版社，2023．3(2024.6 重印)

ISBN 978-7-5645-9517-3

Ⅰ．①常… Ⅱ．①全… Ⅲ．①常见病－护理 Ⅳ．①R47

中国国家版本馆 CIP 数据核字(2023)第 036454 号

常见疾病护理精要与案例分析
CHANGJIAN JIBING HULI JINGYAO YU ANLI FENXI

策划编辑	李龙传	封面设计	曾耀东
责任编辑	薛 晗	版式设计	苏永生
责任校对	刘 莉	责任监制	李瑞卿

出版发行	郑州大学出版社	地　址	郑州市大学路 40 号(450052)
出 版 人	孙保营	网　址	http://www.zzup.cn
经　销	全国新华书店	发行电话	0371-66966070
印　刷	廊坊市印艺阁数字科技有限公司		
开　本	710 mm×1 010 mm　1 / 16		
印　张	12.5	字　数	164 千字
版　次	2023 年 3 月第 1 版	印　次	2024 年 6 月第 2 次印刷

书　号	ISBN 978-7-5645-9517-3	定　价	69.00 元

编委会

主　编　　全清清　费　丹　郑惠容　屠玉红
　　　　　陈　然　贺　云
副主编　　付　锦　罗银娟　王麒麟　阎文花
　　　　　李雪红　李素英　刘　利　王肯纯
　　　　　吕新芝　伍俊洁
编　委　（以姓氏笔画为序）
　　　　　王　芳　自贡市第三人民医院
　　　　　王肯纯　南部战区总医院一五七医院（现广州白云山医
　　　　　　　　　院）
　　　　　王麒麟　成都市龙泉驿区第一人民医院
　　　　　邓　琴　成都龙泉驿区第一人民医院
　　　　　田少华　四川大学华西口腔医院
　　　　　付　锦　电子科技大学医学院附属绵阳医院（绵阳市中
　　　　　　　　　心医院）
　　　　　吕新芝　联勤保障部队第909医院（厦门大学附属东南
　　　　　　　　　医院）
　　　　　伍俊洁　广安市人民医院
　　　　　全清清　山东省临沂市人民医院
　　　　　刘　利　重庆大学附属肿瘤医院
　　　　　刘万萍　四川省简阳市人民医院

1

孙秀敏　大连医科大学附属第二医院

李　娟　西昌市人民医院

李素英　简阳市人民医院

李雪红　广东省佛山市高明区人民医院

陈　然　宁夏第五人民医院

陈煜林　四川大学华西第二医院

罗银娟　电子科技大学医学院附属绵阳医院(绵阳市中心医院)

郑惠容　广州医科大学附属第六医院、清远市人民医院

费　丹　都江堰市人民医院

贺　云　宁夏第五人民医院石炭井医院

阎文花　中国医学科学院肿瘤医院山西医院(山西省肿瘤医院)

梅向芳　成都市双流区第一人民医院(四川大学华西空港医院)

屠玉红　苏州大学附属第一医院

前 言

　　护理工作是卫生健康事业的重要组成部分,直接服务于人民群众生命安全和身心健康,始终贯穿人的生老病死全过程,在预防疾病、协助诊疗、促进康复、减轻痛苦等方面发挥重要作用。随着现代医学和精准医疗的开展,护理工作需要不断向更宽、更精细的领域发展,护理工作在临床医疗、社区、家庭生活中发挥着越来越重要的作用。现代医疗技术的发展也势必带动护理技术的提高,同时对护理人员的要求也越来越高,在这样的形势下,需要对护理学相关基础理论与实践领域进行系统的归纳总结,以便提高护理专业人员的业务水平,更好地为患者服务。

　　本书主要选取了内科、外科、急诊科、妇产科、儿科、老年病等科室几个常见疾病为例,重点介绍心血管系统疾病的护理、消化系统疾病的护理、妇产科疾病的护理、儿科疾病的护理及急危重症的护理等,基础知识与实践相结合,由疾病的临床表现、诊断与鉴别诊断、护理目标、护理措施、康复治疗及健康教育等几个方面来体现,重点介绍了护理工作的实际操作要点。

　　书稿主要介绍的是医院常见科室患者护理常规,实际是很多患者并病或合并几种疾病,会应用到多种护理技术,需要由专科护理到综合护理,撰写时是按照病种介绍,也是一种思路,对临床护理有一定指导价值。在临床工作中,始终以患者为中心,笔者查阅了大量的文献和相关护理指南,并融入学科自身发展成果及临床实践经验,结合护理操作应用,做到理论联系实际,尤其突出实用性,具有较强的指导性,对促进临床护理的规范化、系统化及科学化起到一定的积极作用,本书可作为护理专业学生和临床护理人员的参考工具书。

随着医疗技术的发展,临床护理技术日新月异,加之作者水平和经验有限,故书中如有疏漏或不足之处,恳请广大读者及医务工作者批评指正,以期再版时予以改进、提高,使之逐步完善。

编 者
2023 年 1 月

目 录

第一章 内科疾病护理 ……………………………………… 001

第一节 慢性胃炎 ………………………………… 001

第二节 消化性溃疡 ……………………………… 004

第三节 冠状动脉粥样硬化性心脏病 ………… 023

第四节 肺源性心脏病 …………………………… 037

第二章 外科疾病护理 ……………………………………… 042

第一节 肠梗阻 …………………………………… 042

第二节 急性化脓性腹膜炎 …………………… 048

第三节 门静脉高压症 …………………………… 051

第三章 急诊科疾病护理 …………………………………… 060

第一节 急性呼吸窘迫综合征 ………………… 060

第二节 重症哮喘 ………………………………… 071

第三节 急性肺血栓栓塞 ……………………… 079

第四节 重症病毒性肝炎 ……………………… 088

第四章 妇产科及儿科疾病护理 …………………………… 096

第一节 子宫破裂 ………………………………… 096

第二节 羊水栓塞 ………………………………… 100

第三节 新生儿黄疸 ……………………………… 105

第四节 小儿肺炎 ………………………………… 109

第五章　老年人护理 ··· 115

第一节　营养与饮食 ··· 115

第二节　休息与睡眠 ··· 121

第三节　理解障碍与沟通 ··· 124

第四节　用药护理 ··· 127

第六章　临床合并症或并发症综合护理案例 ············ 134

案例一　脑梗死后遗症 ··· 134

案例二　痴呆 ··· 149

案例三　原发性高血压 ··· 153

案例四　短暂性脑缺血发作 ······································· 158

案例五　2型糖尿病伴多个并发症 ································· 166

案例六　腰椎间盘突出 ··· 173

案例七　骨质疏松 ··· 180

参考文献 ··· 188

第一章　内科疾病护理

第一节　慢性胃炎

慢性胃炎是一种常见的消化道疾病,是一种由多种不同病因引起的慢性胃黏膜炎症性疾病。部分患者在后期可出现胃黏膜固有层腺体萎缩、化生,继而出现上皮内癌变,与胃癌发生密切相关。慢性胃炎可分为慢性浅表性胃炎(非萎缩性胃炎)和慢性萎缩性胃炎两大类。此病主要以药物治疗为主,部分患者可选择进行手术治疗,一般经过积极治疗后,预后良好,但会反复发作。

【护理要点】

合理应用药物,及时对症处理;戒除烟酒嗜好,养成良好的饮食习惯;做好健康指导,保持良好心理状态;重视疾病变化,定期检查随访。

【护理措施】

(1)慢性腹痛患者应缓解疲劳,加强休息,必要时卧床休息。患者应该摒弃各种问题,保持良好的行为和生活质量。周围环境应该干净、安静。也可以听一些轻音乐,有助于缓解腹痛。

(2)改变不规律进食、过快进食或暴饮暴食等不良习惯,养成一个规律和频繁进食的好习惯。吃东西时,应该细嚼慢咽,这样食物和唾液可以混合在一起,减少对胃黏膜的刺激。

（3）停止进食过冷、过烫、辛辣、高钠、粗糙的食物。患者最好以细纤维素、易消化的面食为主食。

（4）慢性胃炎的患者必须彻底戒除烟酒,最好不要饮用浓茶。

（5）停止服用水杨酸类药物。胃酸减少或缺乏者,可适当喝米醋。

【用药及注意事项】

（一）保护胃黏膜

1.硫糖铝

它可以与消化道中的黏蛋白结合形成保护膜,是一种有效的消化道保护功能制剂,它也可以将胃黏膜代谢的频率提高。用法:每次 10 g,每日 3 次。

2.生胃酮

能促使胃黏液分泌增加和胃黏膜上皮细胞寿命延长,从而增强保护黏膜的屏障,提高胃黏膜的抵抗力。用法:每次 50 ~ 100 mg,每日 3 次,高血压患者不宜应用。

3.胃膜素

为猪胃黏膜中提取的抗胃酸多糖质,遇水变为具有附着力的黏浆,附贴于胃黏膜而起保护作用,并有制酸作用。用法:每次 2 ~ 3 g,每日 3 次。

4.麦滋林-S 颗粒

这种药有预防胃癌,保护胃黏膜的作用,最大的好处是它不会从肠道吸收入血,因此几乎没有不良反应。用法:每次 0.67 g,每天 3 次。

（二）调整胃运动功能

1.甲氧氯普胺（胃复安）

能抑制延脑的催吐化学感受器,有明显的镇吐作用;同时能调整胃窦功能,增强幽门括约肌的张力,防止和减少碱性反流。用法:每次5～10 mg,每日3次。

2.吗丁啉

吗丁啉作用非常强,几乎没有不良反应,不会进入血细胞,也不会引起任何不良反应。它是最好的胃蠕动药物之一。用法:每次10～20 mg,每日3次。

3.西沙比利（普瑞博斯）

作用类似吗丁啉,但不良反应更小,疗效更好。用法:每次5 mg,每日3次。

（三）抗酸或中和胃酸

1.甲氰咪胍

它能使基础胃酸分泌减少约80%,使各种刺激引起的胃酸分泌减少约70%。用法:每次200 mg,每日3次。

2.西咪替丁（泰胃美）

作用比较温和,而且能符合胃的生理功能,是比较理想的治疗胃酸增多的慢性浅表性胃炎的药物。用法:每次400 mg,每日3次。

（四）促胃酸分泌

1.DL-盐酸肉毒碱（康胃素）

能促进胃肠功能,使唾液、胃液、胆液、胰液及肠液等的分泌增加,从而加强消化功能,有利于低酸的恢复。

2.多酶片

每片内含淀粉酶0.12 g、胃蛋白酶0.04 g、胰酶0.12 g,作用也是加强消化功能。用法:每次2片,每日3次。

（五）抗感染

1. 庆大霉素

庆大霉素口服每次 4 万 U，每日 3 次，对于治疗诸如上呼吸道感染、牙龈炎、鼻炎等慢性炎症，有较快较好的疗效。

2. 枸橼酸铋钾（德诺）

枸橼酸铋钾（德诺）主要成分是胶体次枸橼酸铋，具有杀灭幽门螺杆菌的作用。每次 240 mg，每日 2 次。服药时间最长不得超过 3 个月，因为久服胶体铋，有引起锥体外系中毒的危险。

3. 三联疗法

三联疗法即胶体枸橼酸铋 + 甲硝唑 + 四环素或羟氨苄青霉素，是当前根治幽门螺杆菌的最佳方案，根治率可达 96%。用法：枸橼酸铋钾（德诺）每次 240 mg，每日 2 次；甲硝唑每次 0.4 g，每日 3 次；四环素每次 500 mg，每日 4 次；羟氨苄青霉素每次 1.0 g，每日 4 次。此方案连服 14 d 为 1 个疗程。

【健康指导】

慢性胃炎由于病程较长，治疗进展缓慢，而且可能反复发作，所以患者常有严重焦虑而情绪不安、精神紧张，是慢性胃炎病情加重的重要因素之一。如此恶性循环，必将严重影响慢性胃炎的治疗。因此，对患者进行心理疏导治疗，往往能收到良好的效果。告诫患者生活要有规律，保持乐观情绪；饮食应少食多餐，以清淡无刺激性易消化为宜；戒烟酒；禁用或慎用阿司匹林等可致溃疡的药物；定期复诊，如上腹疼痛节律发生变化或出现呕血、黑便时应立即就医。

第二节　消化性溃疡

消化性溃疡是一组常见病、多发病，人群中患病率高达 5% ~ 10%，严重危害人们的健康。本病可见于任何年龄，以 20 ~ 50 岁为多,占 80%,10 岁以下或 60 岁以上者较少。胃溃疡(gastric ulcer,GU)常见于中年和老年人,男性多于女性,两者之比约为 3∶1。十二指肠球部溃疡(duodenal ulcer,DU)多于胃溃疡,患病率是胃溃疡的 5 倍。

【病因及发病机制】

消化性溃疡病因和发病机制尚不十分明确,学说甚多,归纳起来有 3 个方面:损害因素的作用,即化学性、药物性等因素的直接破坏作用;保护因素的减弱;易感及诱发因素(遗传、性激素、工作负荷等)。目前认为胃溃疡多以保护因素减弱为主要病机,而十二指肠球部溃疡则以损害因素的作用为主。

(一)损害因素作用

1.胃酸及胃蛋白酶分泌异常

31%~46% 的 DU 患者胃酸分泌率高于正常高限(正常男 11.6~60.6 mmol/h,女 8.0~40.1 mmol/h)。因胃蛋白酶原随胃酸分泌,故患者中胃蛋白酶原分泌增加的百分比大致与胃酸分泌增加的百分比相同。

多数 GU 患者胃酸分泌率正常或低于正常,仅少数患者(如卓-艾综合征)胃酸分泌率高于正常。虽然如此,并不能排除胃酸及胃蛋白酶分泌异常是某些 GU 的病因。通常认为在胃酸分泌高的溃疡患者中,胃酸和胃蛋白酶是导致发病的重要因素。

基础胃酸分泌增加可由下列因素所致:①胃泌素分泌增加(卓-艾综合征等)。②乙酰胆碱刺激增加(迷走神经功能亢进)。③组胺刺激增加(系统性肥大细胞病或嗜碱性粒细胞白血病)。

2.药物性因素

阿司匹林、糖皮质激素、非类固醇消炎药等可直接破坏胃黏膜屏障,被认为与消化性溃疡的发病有关。

3.胆汁及胰液反流

胆酸、溶血卵磷脂及胰酶是引起一些消化性溃疡的致病因素,尤其见于某些 GU。这些 GU 患者幽门括约肌功能不全,胆汁和(或)胰酶反流入胃造成胃炎,继发 GU。

胆汁及胰液损伤胃黏膜的机制可能是改变覆盖上皮细胞表面的黏液,损伤胃黏膜屏障,使黏膜更易受胃酸和胃蛋白酶的损害。

(二)保护因素减弱

1.黏膜防护异常

胃黏膜屏障由黏膜上皮细胞顶端的一层脂蛋白膜组成,使黏膜免受胃内容物损伤或在损伤后迅速修复。黏液的分泌减少或结构异常均能使凝胶层黏液抵抗力减弱。胃黏膜血流减少导致细胞损伤与溃疡。胃黏膜缺血是严重内、外科疾病患者发生急性胃黏膜损伤的直接原因。胃小弯处易发溃疡可能与其侧支血管较少有关。黏膜碳酸氢盐和前列腺素分泌减少亦可使黏膜防御功能降低。

2.胃肠道激素

胃肠道黏膜与胰腺的内分泌细胞分泌多种肽类和胺类胃肠道激素(胰泌素、胆囊收缩素、血管活性肠肽、胰高血糖素、肠抑胃肽、生长抑素、前列腺素等)。它们具有一定生理作用,主要参与食物消化过程,调节胃酸、胃蛋白酶分泌,并能营养和保护胃肠黏膜,一旦这些激素分泌和调节失衡,即易产生溃疡。

(三)易感及诱发因素

1.遗传倾向

消化性溃疡有相当高的家族发病率。曾有报道 20% ~50% 的患者有家族史,而一般人群的发病率仅为 5% ~10%。许多临床调查研究表明,DU 患者的血型以"O"型多见,消化性溃疡伴并发症者也以"O"型多见,这与 50% DU 患者和 40% GU 患者不分泌血型物质有关。DU 与 GU 的遗传易感基因不同,提示 GU 与 DU 是两种不同的疾病。GU 患者的子女患 GU 风险为一般人群的 3 倍,而 DU 患者的子女患 DU 的风险则并不比一般人群高。曾有报道62％的 DU 儿童患者有家族史。消化性溃疡的遗传因素还直接表现为某些少见的遗传综合征。

2. 性腺激素因素

国内报道消化性溃疡的男女性别比(3.9～8.5)∶1,这种差异被认为与性激素作用有关。女性激素对消化道黏膜具有保护作用。生育期妇女罹患消化性溃疡明显少于绝经期后妇女,妊娠期妇女的发病率亦明显低于非妊娠期。现认为女性性腺激素,特别是孕酮,能阻止溃疡病的发生。

3. 心理社会因素

研究认为,消化性溃疡属于心理生理疾患的范畴,特别是 DU 与心理社会因素的关系尤为密切。与消化性溃疡的发生有关的心理社会因素主要有以下几点。

(1)长期心理不健康:工作条件差、工作环境差、长期脑力工作导致的精神疲劳、睡眠不足、缺乏休息和调节导致压力过大。

(2)刺激性心理事件:由生活事件、生活方式的快速变化和社会环境的变化(如丧偶、离婚、自然灾害、战争和抑郁症)引起的心理压力。

(3)不良的情绪反应:指不协调的人际关系,工作生活中的挫折,心理上的"失落感"和负面情绪,如愤怒、抑郁和焦虑,这些情绪都是由无望导致的。消化系统是情绪反应的敏感器官系统,所以这些心理社会因素就会在其他一些内外致病因素的综合作用下,促使消化性溃疡的发生。

4. 个性和性格

个人结构和行为也与疾病的发生有关。它们不仅可以作为疾病的基础,还可以改变疾病的进程并影响疾病的结果。消化性溃疡患者的行为和心理具有以下特点。

（1）高竞争力和需求。尽管有些人在工作中取得了一些进步，但他们的精神生活往往过于紧张，即使在休息期间也无法实现良好的精神放松。

（2）民主与依赖之间的冲突。希望在生活中有自由，但拒绝在行动中吃苦。保守、被动、听话、富有创造力、高度可靠，这会导致思想冲突。

（3）情绪不稳定。当遇到刺激时，内在的心理力量很容易受到压力。

（4）遵守克制。尽管情绪似乎会发生变化，但他们通常比愤怒人群更冷静，即使在生气的时候，他们也常常"生气而不表现"。情绪受阻，对神经功能会造成更多损害。

（5）内向、孤立、过于担心自己、难以沟通、自负、焦虑、易抑郁、事无巨细、苛求井井有条等。

5. 吸烟

吸烟与消化性溃疡发病是否有关，尚不明确。但流行病学研究发现消化性溃疡患者中吸烟比例较对照组高；吸烟量与消化性溃疡流行率呈正相关；吸烟者死于消化性溃疡比不吸烟者多；吸烟者的 DU 较不吸烟者难愈合；吸烟者的 DU 复发率比不吸烟者高。吸烟与 GU 的发病关系则不清楚。

6. 酒精及咖啡饮料

两者都能刺激胃酸分泌，但缺乏引起胃、十二指肠溃疡的确定依据。

【症状和体征】

（一）疼痛

消化性溃疡疼痛的确切机制尚不明确。较早曾有人提出胃酸刺激是消化性溃疡疼痛的直接原因。因消化性溃疡疼痛发生于进餐后一段时期,此时胃内胃酸浓度达到最高水平。然而,以酸灌注消化性溃疡患者却不能诱发疼痛;"酸理论"也不能解释 PU 疼痛。由于溃疡疼痛与胃内压力的升高同步,故胃壁肌紧张度增高与十二指肠球部痉挛均被认为是溃疡疼痛的原因。溃疡周围水肿与炎症区域的肌痉挛,或溃疡基底部与胃酸接触可引起持续烧灼样痛。给消化性溃疡患者服用安慰剂,发现其具有与抗酸剂同样地缓解疼痛疗效,有些患者进食反而会加重疼痛,因此溃疡疼痛的另一种机制可能与胃、十二指肠运动功能异常有关。

1. 疼痛的性质与强度

溃疡痛常为绞痛、针刺样痛、烧灼样痛和钻痛,也可仅为烧灼样感或类似饥饿性胃收缩感以致难与饥饿感相区别。疼痛的程度因人而异,多数呈钝痛,可忍受,无须立即停止工作。老年人感觉迟钝,疼痛往往较轻。少数则剧痛,需使用止痛剂才可缓解。约10%的患者在病程中不觉疼痛,直至出现并发症时才被诊断,故被称为无痛性溃疡。

2. 疼痛的部位和放射疼痛

无并发症的 GU 的疼痛部位常在剑突下或上腹中线偏左;DU多在剑突下偏右,范围较局限。疼痛常不放射。一旦发生穿透性溃疡或溃疡穿孔,则疼痛向背部、腹部其他部位甚至肩部放射。有报道一些吸烟的消化性溃疡患者,疼痛可向左下胸放射,类似心绞痛,称为胃心综合征。患者戒烟和溃疡治愈后,左下胸痛即消失。

3. 疼痛的节律性

消化性溃疡中一项最特别的表现是疼痛的出现与消失呈节律性,这与胃的充盈和排空有关。疼痛常与进食有明显关系。GU 疼痛多在餐后 0.5~2.0 h 出现,至下餐前消失,即有"进食→疼痛→舒适"的规律。DU 疼痛多在餐后 3~4 h 出现,进食后可缓解,即有"进食→舒适→疼痛"的规律。疼痛还可出现在晚间睡前或半夜痛醒,称为夜间痛。

4.疼痛的周期性

消化性溃疡的疼痛发作可延续数天或数周后自行缓解,称为溃疡痛小周期。每逢深秋至冬春季节交替时疼痛发作,构成溃疡痛的大周期。消化性溃疡病程的周期性原因不明,可能与机体全身反应,特别是神经系统兴奋性的改变有关,也与气候变化和饮食失调有关。一般饮食不当、情绪波动、气候突变等可加重疼痛;进食、饮牛奶、休息、局部热敷、服抑酸药物可缓解疼痛。

(二)胃肠道症状

1.恶心、呕吐

消化性溃疡的呕吐为胃性呕吐,属反射性呕吐。呕吐前常有恶心且与进食有关。但恶心与呕吐并非是单纯性胃、十二指肠溃疡的症状。消化性溃疡患者发生呕吐很可能伴有胃潴留或与幽门附近溃疡刺激有关。刺激性呕吐于进食后迅速发生,患者在呕吐大量胃内容物后感觉轻松。幽门梗阻胃潴留所致呕吐很可能发生于清晨,呕吐物中含有隔宿的食物,并带有酸馊气味。

2.嗳气与胃灼热

(1)嗳气可见于消化性溃疡患者,此症状无特殊意义。多见于年轻的 DU 患者,可伴有幽门痉挛。

(2)胃灼热(也称烧心)是位于心窝部或剑突后的发热感,见于60% ~80% 消化性溃疡患者,患者多有高酸分泌。可在消化性溃疡发病之前多年发生。胃灼热与溃疡痛相似,有在饥饿时与夜间发生的特点,且同样具有节律性与周期性。胃灼热发病机制仍有争论,目前多认为是由于反流的酸性胃内容物刺激下段食管的黏膜引起。

3.其他消化系统症状

消化性溃疡患者食欲一般无明显改变,少数有食欲亢进。由于疼痛常与进食有关,往往不敢多食。有些患者因长期疼痛或并发慢性胃、十二指肠炎,胃分泌与运动功能减退,导致食欲减退,这较多见于慢性 GU。有些 DU 患者有周期性唾液分泌增多,可能与迷走神经功能亢进有关。

痉挛性便秘是消化性溃疡常见症状之一,但其原因与消化性溃疡无关,而与迷走神经功能亢进,严重偏食使纤维食物摄取过少及药物(铝盐、铋盐、钙盐、抗胆碱能药)的不良反应有关。

（三）全身性症状

除胃肠道症状外,患者可有自主神经功能紊乱的症状,如缓脉、多汗等。久病更易出现焦虑、抑郁和失眠等精神症状。疼痛剧烈影响进食者可有消瘦及贫血。

【并发症】

约 1/3 的消化性溃疡患者病程中出现出血、穿孔或梗阻等并发症。

（一）出血

出血是消化性溃疡最常见的并发症,见于 15% ～20% 的 DU 和 10% ～15% GU 患者。它标志着消化性溃疡病变处于高度活动期。发生出血的危险率与病程长短无关,1/4 ～1/3 患者发生出血时无消化性溃疡病史。出血多见于寒冷季节。

出血是溃疡腐蚀血管所致。急性出血最常见现象为黑便和呕血。仅 50 ～75 mL 的少量出血即可表现为黑便。GU 患者大量出血时有呕血伴黑便。DU 患者则多为黑便,量多时反流入胃也可表现为呕血。如大量血流快速通过胃肠道,粪色则为暗红或酱色。大量出血导致急性循环血量下降,出现体位性心动过速、血压脉压差减小和直立性低血压,严重者发生休克。

（二）穿孔

溃疡严重,穿破浆膜层可致十二指肠内容物经过溃疡穿孔进入腹膜腔即游离穿孔;溃疡侵蚀穿透胃、十二指肠壁,但被胰、肝、脾等实质器官所封闭而不形成游离穿孔;溃疡扩展至空腔脏器如胆总管、胰管、胆囊或肠腔形成瘘管。

6%～11%的DU和2%～5%的GU患者发生游离穿孔,甚至以游离穿孔为起病方式。老年男性及服用非类固醇抗炎药者较易发生游离穿孔。十二指肠前壁溃疡容易穿孔,偶有十二指肠后壁溃疡穿孔至小网膜囊引起背痛而非弥漫性腹膜炎症。GU穿孔多位于小弯处。

游离穿孔的特点为突然出现、发展很快,有持续的剧烈疼痛。疼痛始于上腹部,很快发展为全腹痛,活动可加剧,患者多取仰卧不动的体位。腹部触诊压痛明显,腹肌广泛板样强直。由于体液向腹膜腔内渗出,常有血压降低、心率加快、血液浓缩及白细胞增高,而少有发热。16%患者血清淀粉酶轻度升高。75%患者的直立位胸腹部X射线可见游离气体。经鼻胃管注入400～500 mL空气或碘造影剂后摄片,更易发现穿孔。

有时,游离穿孔的临床表现可不典型:如穿孔很快闭合,腹腔细菌污染很轻,临床症状可很快自动改善;老年或有神经精神障碍者,腹痛及腹部体征不明显,仅表现为原因不明的休克;体液缓慢渗漏入腹膜腔而集积于右结肠旁沟,临床表现似急性阑尾炎。

溃疡穿孔至胰腺者通常有难治性溃疡疼痛。十二指肠后壁穿透者血清淀粉酶及脂酶水平可升高。偶尔,穿孔可引起瘘管,如十二指肠穿孔至胆总管瘘管,胃溃疡穿孔至结肠或十二指肠瘘管。

穿孔病死率为5%～15%,而靠近贲门的高位胃溃疡的病死率更高。

(三)幽门梗阻

约5%DU和幽门溃疡患者出现幽门梗阻。梗阻由水肿、平滑肌痉挛、纤维化或诸种因素合并所致,梗阻多为消化性溃疡后期表现。消化性溃疡并发梗阻的病死率为7%~26%。

由于梗阻使胃排空延缓,患者常出现恶心、呕吐、上腹部饱满、胀气、食欲缺乏、早饱、畏食和体重明显下降。上腹痛经呕吐后可暂时缓解。呕吐多在进食后1 h或更长时间后出现,量大,为不含胆汁的未消化食物,此种症状可持续数周至数月。体格检查可见血容量不足征象(低血压、心动过速、皮肤黏膜干燥),上腹部蠕动波及胃部振水音。

实验室检查常有血液浓缩、肾前性氮质血症等血容量不足征象及呕吐引起的低钾低氯代谢性碱中毒。若体重丧失明显,可出现低蛋白血症。

(四)癌变

少数GU发生癌变,发生率不详。凡45岁以上患者,内科积极治疗无效者及营养状态差、贫血、粪便隐血试验持续阳性者均应做钡餐、纤维胃镜检查及活组织病理检查,以尽早发现癌变。

【检查】

(一)血清胃泌素含量

放免法检测胃泌素可检出卓-艾综合征及其他高胃酸分泌性消化性溃疡。未服过大剂量的抗酸剂、H_2受体拮抗剂或质子泵抑制剂等药者,如空腹血清胃泌素水平>200 pg/mL,应测定胃酸分泌量,以明确是否由于恶性贫血、萎缩性胃炎、胃癌或迷走神经切除等因素胃泌素反馈性增高。血清促胃液素(胃泌素)含量及基础酸排量均增加仅见于少数疾病。测定静脉注射胰泌素后的血清促胃液素(胃泌素)浓度,有助于确诊卓-艾综合征。

(二)胃酸分泌试验

胃酸分泌试验是在透视下将胃管置入胃内,管端位于胃窦,以吸引器吸取胃液,测定每次吸取的胃液量及酸浓度。

GU 的酸排量与正常人相似,而 DU 则空腹和夜间均维持较高水平。胃酸分泌幅度在正常人和消化性溃疡患者之间重迭,GU 与 DU 之间亦有重迭,故胃酸分泌检查对消化性溃疡的定性诊断意义不大。对缺乏胃酸的消化性溃疡,应疑有癌变;胃酸很高,基础酸排量和最高酸排量明显增高,则提示胃泌素瘤可能。

（三）X 射线钡餐检查

X 射线钡餐检查是确定诊断的有效方法,尤其对临床表现不典型者。消化性溃疡在 X 射线征象上出现形态和功能的改变,即直接征象与间接征象。由钡剂充填溃疡形成龛影为直接征象,是最可靠的诊断依据。消化性溃疡周围组织的炎性病变与局部痉挛产生钡餐检查时的局部压痛或激惹现象及溃疡愈合形成瘢痕收缩使局部变形,均属于间接征象。

（四）纤维胃镜检查

胃镜检查对消化性溃疡的诊断和鉴别诊断有很大价值。该检查可以发现 X 射线所难以发现的浅小溃疡,确切地判断溃疡的部位、数目、大小、深浅、形态及病程（活动期、愈合期、瘢痕期）,对随访消化性溃疡的过程和判定治疗的效果有价值。胃镜检查还可在直视下做胃黏膜活组织检查等,故对溃疡良性、恶性的鉴别价值较大。

（五）粪便隐血试验

溃疡活动期,溃疡面有微量出血,粪隐血试验大都阳性,治疗 1~2 周后多转为阴性。如持续阳性,则疑有癌变。

（六）幽门螺杆菌感染检查

近来幽门螺杆菌（*Helicobacter pylori*,HP）在消化性溃疡发病中的重要作用备受重视。我国人群中 HP 感染率为 40% ~ 60%。HP 在 GU 和 DU 中的检出率更是分别高达 70% ~ 80% 和 90% ~

100%。诊断 HP 方法有多种:①直接从活检胃黏膜中细菌培养、组织涂片或切片染色查 HP。②用尿素酶试验、C 尿素呼吸试验、胃液尿素氮检测等方法测定胃内尿素酶活性。③血清学查抗 HP 抗体。④聚合酶链反应技术查 HP。

【护理】

(一)护理观察

1.腹痛

观察腹痛的部位、性质、强度,有无放射痛,与进食、服药的关系,腹痛有无周期性。

2.呕吐

观察呕吐物性质、气味、量、颜色、呕吐次数及与进食关系,注意有无因呕吐而致脱水和低钾血症、低钠血症及低氯性碱中毒。

3.呕血和黑粪

观察呕血、便血的量、次数和性质。注意出血前有无恶心、呕吐、上腹不适、血中是否混有食物,以便与咯血相区别。半数以上溃疡出血者有 38.5 ℃以下的低热,持续时间与出血时间一致,可作为出血活动的一个标志,故应每日多次测体温。

4.穿孔

由于老年人常有其他慢性病,穿孔时腹痛、腹肌紧张不明显,可无显著压痛和反跳痛,常易误诊,病死率高,应予密切观察生命体征和腹部情况。

5.幽门梗阻

观察以下情况可了解胃潴留程度:餐后 4 h 后胃液量(正常<300 mL);禁食 12 h 后胃液量(正常<200 mL);空腹胃注入 750 mL 生理盐水 30 min 后胃液量(正常<400 mL)。

6.其他

注意观察有无影响溃疡愈合的焦虑和忧郁、饮食不节、熬夜、过度劳累、服药不正规,服用阿司匹林和肾上腺皮质激素、吸烟等。

（二）常规护理

1.休息

消化性溃疡属于典型的心身疾病,心理社会因素对发病起着重要作用。因此,规律的生活和劳逸结合的工作安排,无论在本病的发作期或缓解期都十分重要。休息是消化性溃疡基本和重要的护理。休息包括精神休息和躯体休息。病情轻者可边工作边治疗,较重者应卧床休息数天至 2 周,继之休息 1~2 个月。平卧休息时胆汁反流明显减少,对胃溃疡患者有利。另外应保证充足的睡眠,服用适量镇静剂。

2.戒烟、酒及其他嗜好品

吸烟者,消化性溃疡的发病率较不吸烟者多。吸烟可使溃疡恶化或延迟溃疡愈合。吸烟会削弱十二指肠液中和胃酸的能力,还能引起十二指肠液反流入胃。患者戒烟后溃疡症状明显改善。有研究认为就 DU 患者而言,戒烟比服甲氰咪胍更重要。

酒精能损坏胃黏膜屏障引起胃炎而加重症状,延迟愈合。此外,还能减弱胰泌素刺激胰外分泌腺分泌水和碳酸氢根的作用,降低了胰液中和胃酸的能力。临床观察也显示消化性溃疡患者停止饮酒后症状减轻,故应劝患者戒酒。

咖啡等物质能刺激胃酸与胃蛋白酶分泌,还可使胃黏膜充血,加剧消化性溃疡症状。故应不饮或少饮咖啡、可口可乐、茶、啤酒等。

3.饮食

饮食护理是消化性溃疡治疗的重要组成部分。饮食护理的目的是减轻机械性和化学性刺激、缓解和减轻疼痛。合理营养有利于改善营养状况、纠正贫血,促进溃疡愈合,避免发生并发症。

（三）饮食护理原则

1. 宜少量多餐,定时、定量进餐

每日 5～7 餐,每餐量不宜过饱,约为正常量的 2/3。因少量的各种食物会缓和胃肠动力的紊乱,降低胃肠复杂的动力,并提供充足的营养。消化性溃疡需要少量食物。

2. 选择营养、质地易于消化的优质食品

如牛奶、鸡蛋、豆浆、鱼、嫩的瘦猪肉等食物,经加工烹调变得细软易消化,对胃肠无刺激。同时注意补充足够的热量及蛋白质和维生素。

3. 蛋白质、脂肪、糖类的供给要求

蛋白质按每日每千克体重 1～1.5 g 供给;脂肪按每日 70～90 g 供给,选择易消化吸收的乳融状脂肪(如奶油、牛奶、蛋黄、黄油、奶酪等),也可用适量的植物油;糖类按每日 300～350 g 供给。选择易消化的糖类如粥、面条、馄饨等,但蔗糖不宜供给过多,否则可使胃酸增加,且易胀气。

4. 避免化学性和机械性刺激的食物

化学性刺激的食物有咖啡、浓茶、可可、巧克力等,这些食物可刺激胃酸分泌增加;机械性刺激的食物有花生米、粗粮、芹菜、韭菜、黄豆芽等,这些食物可刺激胃黏膜表面血管和溃疡面。总之消化性溃疡患者不宜吃过咸、过甜、过酸、过鲜、过冷、过热及过硬的食物。

5. 食物烹调必须切碎制烂

可选用蒸、煮、汆、烧、烩、焖等的烹调方法。不宜采用爆炒、滑溜、干炸、油炸、生拌、烟熏、腌腊等烹调方法。

6. 必须预防便秘

消化性溃疡饮食中含粗纤维少,食物细软,易引起便秘,宜经常吃些润肠通便的食物如果子、果汁、菜汁等,可预防便秘。

消化性溃疡急性发作或出血刚停止后,进流质饮食,每天 6～

7餐。无消化道出血且疼痛较轻者宜进厚流质或少渣半流,每天6餐。病情稳定、自觉症状明显减轻或基本消失者,每日6餐细软半流质。基本愈合者每日3餐普食加2餐点心,不宜进食油煎、炸和粗纤维多的食物。

出现呕血、幽门梗阻严重或急性穿孔均应禁食。

（四）心理护理

在治疗护理过程中应注重教育,应把防病治病的基本知识介绍给患者,如让患者注意避免精神紧张和不良情绪的刺激,注意精神卫生,注意锻炼、强身健体、提高生活质量、规律生活、注意劳逸结合,节制烟酒,慎用对胃黏膜有损害的药物等,使患者了解本病的规律性、治疗原则和方法,从而坚定战胜疾病的信心,自觉配合治疗和护理。在心理护理过程中,护士应当了解患者在疾病的不同时期所出现的心理反应,如否认、焦虑、抑郁、孤独感、依赖心理等心理反应,护理上重点为患者提供心理支持,特别是帮助他们克服紧张、焦虑和抑郁等情绪问题,帮助他们重新理解,即认识个人、认识社会,调整和处理好人与人、个人与社会之间的关系,重新找到自己新的起点,减少疾病造成的痛苦和不安。心理护理中,护士应当实施针对性、个性化的心理护理。如对精神虚弱、性情灵活、焦虑、戒断和偏执的患者应尽快通过心理咨询加强自我修养。有明显行为问题的人,如过度饮酒、吸烟、进食、缺乏运动和行为,应采用先进技术进行治疗;在工作和生活环境中有明显焦虑的人应该得到及时的帮助和调整,以缓解精神障碍。

（五）药物治疗护理

1.制酸剂

胃酸、胃蛋白酶对消化性溃疡的发病有重要作用。制酸药能中和胃酸从而缓解疼痛并降低胃蛋白酶的活性。常用的制酸药分可溶性和不溶性两种。可溶性抗酸药主要为碳酸氢钠,该药止痛效果快,但自肠道吸收迅速,大量及长期应用可引起钠潴留和代谢性碱中毒,且与胃酸相遇可产生 CO_2,引起腹胀和继发胃酸增高,故不宜单独使用,而应小剂量与其他抗酸药混合服用。不溶性抗酸药有氢氧化铝、碳酸铝、氧化铝、三硅酸镁等,作用缓慢而持久,肠道不吸收,可单独或联合用药。各种抗酸剂均有其特点,临床上常联合应用,以提高疗效,减少不良反应。抗酸药对缓解溃疡疼痛十分有效,是否能促进溃疡愈合,尚无肯定结论。

使用抗酸药应注意:①在饭后 1~2 h 服用,可延长中和作用时间,而不可在餐前或就餐时服药。睡前加服 1 次,可中和夜间所分泌的大量酸。②片剂嚼碎后服用效果较好,因药物颗粒愈小溶解愈快,中和酸的作用愈大,因此凝胶或溶液的效果最好,粉剂次之,片剂较差。③抗酸药除可引起便秘、腹泻外,尚可引起一些其他不良反应,特别是当患者有肾功能不全或心力衰竭时。如碳酸氢钠可造成钠潴留和碱中毒;碳酸钙剂量过大时,高血钙可刺激细胞分泌大量促胃液素(胃泌素),引起胃酸分泌反跳而加重上腹痛;长期大量服用氢氧化铝后,因铝结合饮食中的磷,使肠道对磷的吸收减少,严重缺磷可引起食欲缺乏、软弱无力等,甚至导致软骨病或骨质疏松。

2. 抗胆碱能药

这类药物可抑制迷走神经功能,因而具有减少胃酸分泌、解除平滑肌和血管痉挛、改善局部营养和延缓胃排空等作用,后者有利于延长抗酸药和食物对胃酸的中和,达到止痛目的。但其延缓胃排空引起胃窦部潴留,可促使胃酸分泌,所以认为不宜用于胃溃疡。抗胆碱能药服后 2 h 出现最大药理作用,故常于餐后 6 h 及睡前服用。抗胆碱能药物最大缺点是不但能抑制胃酸分泌,也能抑制乙酰胆碱在全身的生理作用,故有口干、视力模糊、心动过速、汗闭、便秘和尿潴留等不良反应,故溃疡出血、幽门梗阻、反流性食管炎、青光眼、前列腺肥大等患者均不宜使用。常用的药物有:溴丙胺太林

（普鲁苯辛）、胃疡平、苯纳嗪（胃复康）、山莨菪碱、阿托品等。

3. H 受体阻滞剂

组胺通过两种受体而产生效应，其中与胃酸分泌有关的是 H 受体。阻滞 H 受体能抑制胃酸的分泌。代表药是西咪替丁，它对胃酸的分泌具有强大抑制作用。口服后很快被小肠所吸收，在 1～2 h 内血液浓度达高峰，可完全抑制由饮食或胃泌素所引起的胃酸分泌达 6～7 h。该药常于进餐时与食物同服。年龄大，伴有肾功能和其他疾病者易发生不良反应。常见的不良反应有头痛、腹泻、嗜睡、疲劳、肌痛、便秘等。其他常用的药物还有雷尼替丁、法莫替丁等。西咪替丁会影响华法林、茶碱或苯妥英的药物代谢，与抗酸剂合用时，间隔时间不小于 2 h。

4. 丙谷胺及其他减少胃酸分泌药

丙谷胺的分子结构与胃泌素的末端相似，能抑制基础酸排量和最大酸排量，竞争性抑制胃泌素受体，并对胃黏膜有保护和促进愈合作用，其抑酸和缓解症状的作用较甲氰咪胍弱。该药常于饭前 15 min 服，无明显不良反应。哌吡氮平，能选择性拮抗乙酰胆碱的促胃分泌效应而不拮抗其他效应，很少有不良反应，宜餐前 90 min 服用。甲氧氯普胺（胃复安）为胃运动促进剂，能增强胃窦蠕动加速胃排空，减少食糜等对胃窦部的刺激而使胃酸分泌减少，还可减少胆汁反流，减轻胆汁对胃黏膜的损害。一般用药后 60～90 min 可达作用高峰，故宜在餐前 30 min 服用，严重的不良反应为锥体外系反应。

5. 细胞保护剂

临床常用的细胞保护剂有多种。生胃酮能加强胃黏液分泌，强固胃黏膜屏障，促进胃黏膜再生。但具有醛固酮样效应，可引起高血压、水肿、水钠潴留、低血钾等不良反应，故高血压、心脏病、肾脏病和肝脏病患者慎用。服药的最佳时间为餐前 15～30 min 和睡前。胶态次枸橼酸铋,在酸性胃液中与溃疡坏死组织螯合,形成保护性铋蛋白凝固物,使溃疡面与胃酸、胃蛋白酶隔离。宜在餐前 1 h 和睡前服。严重肾功能不全者忌用,少数人服药后便秘、转氨酶升高。硫糖铝可与胃蛋白酶直接络合或结合,使酶失去活性而发挥作用,宜餐前 30 min 及睡前服,偶见口干、便秘、恶心等不良反应。前列腺素 E(喜克溃)抑制胃酸分泌,保护黏膜屏障,主要用于非类固醇抗炎药合用者,最常见不良反应是腹泻和腹痛,孕妇忌用。

6. 质子泵抑制剂

洛赛克(或奥美拉唑)直接抑制质子泵,有强烈的抑酸能力,疗效明显起效快,不良反应少而轻,无严重不良反应。

(六)急性大量出血的护理

1. 急诊处理

首先按医嘱插入鼻胃管,建立静脉通道,输液开始宜快,可选用等渗盐水、林格液、右旋糖酐或其他血浆代用品,一般不用高渗溶液。观察意识、血压、脉搏、体温、面色、鼻胃管引出胃液量和颜色、皮肤(干、湿、温度)、肠鸣音、上腹有无压痛、出入量。

2. 重症监护

急诊处理后,患者应予重症监护。除密切观察患者生命体征和出血情况外,应抽血查血红蛋白、血细胞比容(出血 4 ~ 6 h 后才开始变化)、血型和交叉反应、凝血酶原时间、部分凝血酶原时间或激活部分凝血酶原时间、血钠(开始代偿性升高,补液后降低)、血钾(大量呕吐后降低,多次输液后可增高)、尿素氮(急性出血后 24 ~ 48 h 内升高,一般丢失 1 000 mL 血,尿素氮升高为正常值的 2 ~ 5 倍)、肌酐(肾灌注不足致肌酐升高)。向患者介绍为了确诊可能需做的钡餐、纤维胃镜、胃液分析等检查的过程,使患者受检时更好地合作。告知患者检查时体位、术前服镇静药可能会产生昏睡感,喉部喷局麻药会引起不适。及时了解胃镜检查结果,如无严重再出血应拔除鼻胃管以减少机械刺激。在恶心反射出现前,仍予禁食。

3. 再出血

首先观察鼻胃管引出血量、颜色、患者生命体征。再次确定鼻胃管位置是否正确、引流瓶处于低位持续吸引、压力为 80 mmHg。如明确再次出血,安慰患者不必紧张,使患者相信医护人员可以很好地处理再次出血。

4. 胃管灌注

为使血管收缩,减少黏膜血流量,达到一过性止血效果,常经胃管灌注冰生理盐水或冷开水。灌注时抬高头位30°~45°,关闭吸引管。灌注时应加快滴注速度,观察血压、体温、脉搏、寒战。发生寒战可多盖被,给患者解释不必紧张。注意寒战易诱发心律失常。灌注后注意有无输液过多的症状(呼吸困难)和体征(脉搏快、颈静脉怒张、肺部捻发音)。

(七)急性穿孔的护理

任何消化性溃疡均可发生穿孔,穿孔前常无明显诱因,有些可能由服肾上腺皮质激素、阿司匹林、饮酒和过度劳累诱发。上腹部难以忍受的剧痛及恶心呕吐,常是穿孔引起腹膜炎的症状。患者两腿卷曲,腹肌强直伴反跳痛,甚至出现面色苍白、出冷汗、脉搏细速、血压下降、休克。一般在穿孔后 6 h 内及时治疗,疗效较佳,若不及时抢救可危及生命。一经确诊,患者就应绝对卧床休息,禁食并留置胃管抽吸胃内容物进行胃肠减压。补液、应用抗生素控制腹腔感染。密切观察生命体征,及时发现和纠正休克,迅速做好各种术前准备。

(八)幽门梗阻的护理

功能性或器质性幽门梗阻的早期处理基本相同,包括:①纠正体液和电解质紊乱,严格正确记录每日出入量,抽血测定血清钾、钠、氯及血气分析,了解电解质及酸碱失衡情况,及时补充液体和电解质。②胃肠减压:幽门梗阻者每日清晨和睡前用3%盐水或苏打水洗胃,保留1 h后排出。必要时行胃肠减压,连续72 h吸引胃内容物,可解除胃扩张和恢复胃张力,抽出胃液也可减轻溃疡周围的炎症和水肿。若对梗阻的性质不明,应做上消化道内镜或钡餐检查,同时也可估计治疗效果。病情好转给流质饮食,每日晚餐后4 h洗胃1次,测胃内潴留量,准确记录颜色、气味、性质。临床操作过程中常遇胃管不畅的情况,通常原因是胃管扭曲在口腔或咽部;胃管置入深度不够;胃管置入过深至幽门部或十二指肠内;胃管侧孔紧贴胃壁;食物残渣或凝血块阻塞。有报道胃肠减压过程中发生少见的并发症,如下胃管困难致环杓关节脱位,减压器故障大量气体入胃致腹膜炎,蛔虫堵塞致无效减压,胃管结扎致拔管困难等。③能进流质时,同时服用抗酸剂、甲氰咪胍等药物治疗。禁用抗胆碱能药物。

对并发症处理后观察病情是否好转,若未见改善,做好手术准备,考虑外科手术。

第三节　冠状动脉粥样硬化性心脏病

一、疾病概要

冠状动脉粥硬化性心脏病简称冠心病,它是指由于冠状动脉粥样硬化或冠状动脉疾病导致的血管管腔狭窄或破裂,引起冠状动脉血流和心肌氧供需之间不平衡而导致心肌缺血缺氧或坏死的心脏病,也称缺血性心脏病。血流动力学改变而引起的心肌缺血,严重心肌肥厚、主动脉瓣狭窄或关闭不全、主动脉夹层动脉瘤破裂等,则不包括在内。临床上冠心病可分成心绞痛、心肌梗死、隐性或无症状性冠心病、心肌硬化(心律失常和心力衰竭)、猝死5种类型。

冠心病的易患因素主要有高血压、高血脂、吸烟、糖尿病等。

高血压引起心肌梗死的发病机制可能为:高血压诱发动脉粥样硬化过程的加速;左心室肥厚导致心肌代谢增加及冠状动脉储备相对减少;高血压时血流阻力增加引起血管壁调节或机械疲劳。

（一）冠心病与高脂血症

世界各国的冠心病流行病学研究都证实了血浆胆固醇与冠心病的患病率和病死率有肯定的关系。血液中有许多脂质,如甘油三酯、磷脂、胆固醇和胆固醇酯,它们以脂蛋白的形式存在于血液中,与血液循环有关。脂蛋白在脂质代谢中起调节作用。血脂和各种脂蛋白的质量和数量与动脉粥样硬化的发病率有关。人们普遍认为动脉粥样硬化病变中的脂质来自血液。在病理条件下,血浆 β 脂蛋白从血管分泌并沉积在血管壁中,可诱导内皮细胞和平滑肌细胞与其他因素一起形成动脉粥样硬化斑块。

（二）冠心病与吸烟

吸烟对心血管系统的危害是香烟中的尼古丁和血液中的一氧化碳会损害心血管系统,促进血管壁的血管细胞变性,增加血小板聚集和血栓形成,降低心室颤动阈值,导致冠状动脉闭塞。

（三）冠心病与糖尿病

糖尿病患者的心血管死亡率高于非糖尿病患者,发病年龄更早。糖尿病能单独促发冠心病,但其常伴有高血压、高脂血症、高胰岛素血症,而所有这些因子均增加冠心病的发生率。

（四）冠心病与其他易患因素

1.肥胖

世界卫生组织的心血管病人群监测（MONICA）研究明确了中国人群平均体重指数与冠心病的发病率及病死率呈正相关。肥胖是成人血脂及脂蛋白水平的一个重要决定因素。

2. 体力活动减少

体力活动减少者,冠心病发病率较高。体力活动能增加高密度脂蛋白(HDL)及脂蛋白脂肪酶的活性,减轻体重,降低血压,促进纤维蛋白溶解,减少血小板凝集和提高心电的稳定。

3. 心理社会因素

(1)反应过度:对体力或精神负荷有过度生理反应者易患冠心病。

(2)社会支持:配偶、亲友和团体的亲密关系对冠心病有独立的防护作用。

二、心绞痛护理

【症状】

疼痛是心绞痛的主要症状,典型的发作为突然发生的疼痛,多有诱发因素,如劳力过度、情绪激动、饱餐或突然受冷等。典型的疼痛部位为胸骨后或心前区,可放射至颈颌、左肩胛部、右臂内侧或上腹部。疼痛范围往往是一个区域,很少为一点。疼痛的性质因人而异,主诉有沉重、压榨、紧束、憋气或窒息感,刀刮样或针刺样痛大多不是心绞痛。疼痛的程度可轻可重,重者常迫使患者停止动作,面色苍白,甚至出冷汗。疼痛持续的时间多为 1~5 min。

1. 运动性心绞痛

心前区疼痛通常发生在运动、疲劳、情绪激动或其他心肌氧摄入量增加的时期,在休息或舌下服用硝酸甘油后可以缓解。

2. 非运动性心绞痛

非运动性心绞痛发作频繁,无变化,持续 1~3 个月。心绞痛的频率、程度、时限和疼痛引起的炎症程度无明显变化,但对硝酸甘油有明显反应。

3. 心绞痛恶化

心绞痛的初始稳定形式发生变化也被称为心绞痛恶化,在过去3个月里,心绞痛的水平和频率增加,疼痛持续时间延长,这是频繁变化的原因。一般来说,心绞痛发生在肌肉含氧量低的时候,这表明病情更严重。

4. 自发性心绞痛

心绞痛的发作与心肌耗氧量的增加无关。疼痛持续且剧烈,硝酸甘油不易缓解。心电图反映 ST-T 段的变化,但不反映血清酶的变化。

5. 卧位性心绞痛

它通常发生在睡眠状况良好的半夜,这可能与做梦时血压升高、夜间血压变化或再狭窄导致心力衰竭、血管衰竭和心肌耗氧量增加有关。严重的并发症可发展为心肌梗死或心脏病。

6. 变异型心绞痛

一般来说,在稳定期,心前区疼痛会自发发生,心绞痛严重。发作期间,心电图显示,导联暴露时 ST 段增加,导联恢复时 ST 段降低,通常伴有室性心律失常或房室传导阻滞。

7. 中间综合征

患者在休息或睡眠时自发出现心绞痛,伴有剧烈疼痛。疼痛持续 30 min,但心肌梗死的心电图和血清酶没有变化。常是心肌梗死的前奏。

8. 梗死后心绞痛

它强调了急性心肌梗死发作后 1~3 个月内反复心绞痛的影响。心绞痛是由再通(不完全闭塞)或梗死相关冠状动脉疾病闭塞导致的心肌缺血风险引起的,这些患者的发病率较高。

9. 混合型心绞痛

患者在休息和运动期间因心绞痛而受伤,心绞痛是由一条或多条冠状动脉狭窄引起的身体血流突然变化引起的。

【体证】

多数心绞痛发作时无特殊的体征,有的患者发生时可有心率增快和血压增高,发作严重者可面色苍白,满头大汗,有时可听到心尖部第三、四心音及因乳头肌功能不全而产生二尖瓣关闭不全所致的收缩期杂音。

【检查】

1. 心电图

在心绞痛发作期间,持续闭合心电图有助于检测各种变化,包括 ST 段压低、T 波压低或改变,以及其他以 R 波为导体的心内膜下心肌缺血变化。在超急性期,ST 段增加,R 波振幅降低,心室或束支传导异常和各种心律失常发生,大多数室性早搏发生。

2. 心电图负荷试验

心电图负荷试验的主要目的是观察患者对分级负荷试验的功能反应,运动中心率增加与心肌耗氧增加呈线性关系。活动平板是一项重要的运动,是运动速度逐渐提高的结果,因此也称为多阶段模拟。当运动心率达到年龄组最高心率时,心肌耗氧量也达到最高值,称为极量。注意,心率达到最大心率的 85%,称为次最大心率。

【护理】

1. 降低心脏负荷,缓解疼痛发作

降低心脏负荷:当心绞痛发作时立即停止步行或工作,休息片刻可缓解。对于频发或严重心绞痛者,严格限制体力活动,直至绝对卧床休息。

合理使用血管扩张剂缓解心绞痛发作:硝酸酯类是最有效的抗心绞痛药物,通过扩张全身小静脉,减少回心血量从而使心脏前负荷减轻,通过扩张全身小动脉,使外围阻力降低从而减轻心脏的后负荷,但前者作用明显比后者作用强,由于心脏前后负荷减轻,因此心肌耗氧量减少。常用的制剂有舌下含服的硝酸甘油片,作用时间迅速,2~3 min即起作用,但维持时间短,只有15~30 min。硝酸甘油贴片敷贴于左侧胸部,每日1~2片即可有效。较长效的亚硝酸异山梨醇(消心痛),舌下含服或口服,维持时间达4~6 h。这类药物的不良反应有血管扩张引起的头痛、面红。有时剂量较大,使周围血管明显扩张而产生低血压、恶心等;β受体阻滞剂主要作用为抑制或降低心肌对交感神经兴奋或儿茶酚胺的反应,减慢心率,使心肌收缩力减弱,从而降低心肌耗氧量使心绞痛缓解。但对于有潜在心力衰竭及有支气管哮喘或阻塞性肺气肿者应忌用。

2.严密观察病情,预防诱发心肌梗死

对于不稳定型心绞痛患者应卧床休息,密切观察心电图动态变化、胸痛、心率、心律等情况,及时发现缓慢或快速心律失常,及时处理,避免发展为心肌梗死。

3.冠状动脉腔内成形术的开展

经皮腔内冠状动脉成形术,它是一种改善心肌供血、缓解症状、降低心肌梗死发生率的医疗技术。它的治疗效果比常规化疗更可靠、更好,而且在心脏手术中比冠状动脉旁路移植术更容易、更少痛苦,是当今冠心病的主要治疗技术之一。

【患者教育】

纠正冠心病易患因素:积极治疗高血压、高脂血症;饮食要少食多餐,限制动物脂肪及高胆固醇的食物,特别肥胖者要限制食量,减轻体重,从而减少心脏负担;停止吸烟;合并糖尿病者需降低血糖;如有贫血、甲亢、心力衰竭者注意均需避免使用任何增加心肌耗氧的药物。

指导调整生活方式:减轻或避免心肌缺血的发作。教会患者自测体力活动耐度,调整日常活动及工作量。避免突然性的劳力动作,尤其在较长时间休息以后(根据对昼夜心绞痛发作规律的研究发现,凌晨起来后的短效间内,心绞痛阈值较低),起床后活动动作宜慢,必要时需服用硝酸甘油作预防。性生活的劳力程度大约相当于心率 120 次/min 的体力活动,心绞痛者应注意性生活 1 h 前及15 min 前分别另加口服短时作用的 β 受体阻滞剂及口含硝酸甘油片 1 次,多数慢性稳定型心绞痛患者可继续正常性生活。对于频发或严重心绞痛者,应严格限制体力活动,并绝对卧床休息。寒冷天气可诱发心绞痛发作,外出应戴口罩或围巾。湿热环境也可触发心绞痛,应避免进入这类环境。焦虑、过度兴奋、竞争性活动、饱餐后劳作均会诱发心肌缺血发作,应注意避免。

指导自救自护,预防病情突然加重:教患者按照医生的建议服用各种药物。药物应存放在干燥、避光的地方,以避免失活;当心绞痛来临时,随身携带急救药物,立即就地休息,口含硝酸甘油,请求现场其他人员协助救护;备有氧气以便心绞痛发作时使用;自测心绞痛发作的特点,如果出现疼痛时间、程度等变化,立即就诊检查。

三、心肌梗死护理

【症状】

1.前兆

正常心绞痛是急性心肌梗死的前兆,其次是胸闷。临床上,以下情况应被视为急性心肌梗死的前兆:心绞痛稳定或减轻的患者应进行体育锻炼,锻炼量下降有前兆危险;心绞痛发作的频率、体重和持续时间增加,但病因不明显;硝酸甘油有效变为无效;心绞痛发作时,出现新的临床表现,如恶心、呕吐、出汗、心悸或心动过缓、疼痛放射到新的部位、心功能不全或原发性心力衰竭,并出现严重并发症;心电图有新的变化,如 T 波高、ST 段抬高(变异型心绞痛)或倒置、T 波倒置加深等。

2. 疼痛状态

疼痛是急性心肌梗死最早、最重要的症状。心肌梗死的性质和位置与心绞痛相似。大多数需要识别的心肌梗死并不明显。通常发生在安静时间,安静休息后不能消失,硝酸甘油没有明显作用;比心绞痛持续时间长的疼痛,重病甚至持续几个小时、几天;这种情况更加严重和不可容忍,只能通过使用强力药物来缓解;患者常常心烦意乱;疼痛程度高于心绞痛,通常包括整个心前区。疼痛还可能影响下颚、颈部、背部等,但不像心绞痛那样明显。

低位心肌梗死常表现为上腹部疾病,易误诊为胃穿孔、胆囊炎、胆石症、急性胰腺炎等腹部疾病。

3. 症状

发热、白细胞增多和红细胞沉降率加快。通常发生在发病后 24~48 h,这是组织坏死和炎症反应的情况。

4. 胃肠道症状

疾病的发作,特别是剧烈疼痛、恶心和呕吐,是少数患者的主要症状。其机制可能与心肌损伤激活分泌物有关。

5. 心律失常

急性心肌梗死中心律失常的检出率高达 75%~95%。大多数心律失常表现为窦性心律失常、房性心律失常、心动过速边缘性心律失常、室性心律失常和传导阻滞。

6. 充血性心力衰竭

24%~48% 的心肌梗死患者经历了不同阶段的心力衰竭。它表明动脉粥样硬化随着湿肺、心动过速和第三心音迅速发展,并可能存在不同程度的呼吸受损。严重情况下,可能会发生肺炎,右心室梗死患者有心力衰竭。

7. 休克

急性心肌梗死中原发性休克的发生率为 4.6%~16.1%,这是由大面积心肌梗死(超过40%)和心输出量减少所致。

8. 不典型胸痛诊断

急性心肌梗死可以是无胸痛的。大多数不良事件包括休克、心力衰竭或脑血管疾病,或在多次手术后发生,胸痛被其他严重症状所掩盖。

【护理】

1. 综合评估阶段

在严重急性期,如果可能,患者应转诊至冠心病监护病房(CCU)监测心电图、血压和呼吸。如果CCU没有问题,患者应使用心电图仪监测心率、心律、血压、呼吸和其他生命指标。早期室性期前收缩、室颤或完全房室传导阻滞、心动过缓、房性心律失常可能是恶性心动过速的前兆,及时诊断和治疗。每天检查除颤器、呼吸器、临时呼吸器等仪器是否完好,处于备用状态。

2. 休息

在严重的时候,需要休息的人可以从3~4 d卧床休息,第二周就可以起床。他们必须先从床边活动,慢慢地在室内活动。在大病例中,他们应该卧床更长时间。

3. 吸氧

一些患者虽然没有急性心肌梗死的并发症,但在发病时出现轻度缺氧。其机制可能与通气/血流比例的空气不足有关。充血性心力衰竭患者常伴有严重低氧血症,低氧血症引起心肌缺氧。缺氧严重时,心绞痛不易缓解,容易发生心律失常。因此,应在急性心肌梗死发作后1周内定期吸氧。一般来说,患者可以通过两个鼻导管以最小流量接受持续或间歇供氧。对于心力衰竭或肺炎患者,必要时可使用气管插管和机械通气。

4. 饮食

由于患者心肌供血不足,心功能低下,心输出量低,长时间睡眠后胃排空能力弱,消化系统不好,因此需要吃低脂、低胆固醇、清淡的流质或半固体食物。避免吃辛辣食物或发酵食物,以减少便秘和胃部问题。不建议吃得快,以免给心脏带来沉重负担。

5. 预防便秘

无论是急性期还是恢复期,患者都可能因便秘和强迫性便秘而出现不规则心绞痛、心力衰竭等问题。排便包括一些刺激锻炼,如增加血压、增加心率,以及在用力排便时采用乏氏动作(即深呼吸后憋住气再用力做呼气动作等),这些刺激对急性心肌梗死的患者十分不利。因此,心肌梗死患者入院后应保持大便通畅,并定期给予泻药;如果两天内没有药物滥用,应积极治疗,可以用番泻叶茶或芝麻水煎剂,也可以给少量温盐水灌肠。在上厕所期间,应监测特殊人员的心电图状态变化。适当增加食物纤维含量,避免强迫性便秘,防止因腹胀、心率和心脏血流变化而引起的并发症。

6. 镇痛

在急性心肌梗死中,胸痛可导致情绪障碍,加重心肌缺氧,促进梗死的发展,并导致严重或慢性心脏病。因此,及时治疗非常重要。在轻度病例中,每 4 ~ 6 h 可肌内注射 30 ~ 60 mg 罂粟碱,在严重病例中,可肌内注射 2 ~ 5 mg 吗啡或 50 ~ 100 mg 哌替啶。老年呼吸功能不全或休克患者应谨慎使用。也可使用硝酸甘油 5 ~ 10 mg 溶于 500 mL 生理盐水中静脉滴注。仔细检查血压和心率,应使用合理滴速。镇痛药品应该达到减轻疼痛的目的,从而实现梗死的不再扩大。

7. 疾病监测和心电图监测

突发心绞痛或原发性心绞痛加重时,反应活跃、持续时间长且口服硝酸甘油无效;心前区疼痛伴恶心、呕吐、出汗和心动过缓;中老年人并发心力衰竭、休克和严重疾病;当 S-T 段增加或减少,T 波尖锐或相反,以上情况应考虑急性心肌梗死。应立即给予利多卡因

50～100 mg 静脉注射。当早搏消失或减少时，静脉滴注 1～4 mg/min 可继续维持治疗效果。当发生室性心动过速或室颤时，给予高速电除颤和复律。如果发现患者的心率、心律和呼吸频率改变，皮肤湿冷，收缩压低于 10.71 kPa、舒张压低于 2.67 kPa，或高血压患者的血压下降超过第一阶段的 20%，应考虑低血压或休克。每小时尿量小于 30 mL，表明肾脏灌注不足。此外，当患者的病情、体温变化和发生肺炎时，医生应立即复查治疗情况。

8. 血流动力学监测

防止泵故障的发生。血流动力学检查不仅可以诊断早期左心室功能障碍，确定心力衰竭、异常低血容量和心源性休克的程度，而且有助于确定预后和指导治疗。血流动力学监测的方法是用三腔带气囊的漂浮导管（Swan-ganz 导管）经静脉进入肺动脉。在导管的心房侧孔，可测得右心房压力（中心静脉压），反映右心室充盈情况，正常值为 0.39～1.18 kPa。导管的端孔在气囊充气和放气时分别可测得肺毛细血管嵌顿压（肺楔压）及肺动脉压，前者能直接地反映左心室舒张早期压及肺淤血的程度。正常肺楔压为 0.7～1.60 kPa。在距导管顶端 4 cm 处，有一个温度传感器，它通过右心房注入 0 ℃ 5% 葡萄糖液 10 mL 可测得温度稀释曲线，输入有电脑装置的心输出量测定仪，可计算出心输出量和心指数，前者正常值为 4～8 L/min，后者为 2.4～4.0 L/(min·m²)。心肌梗死中的心力衰竭通常是左心室衰竭。如果肺楔压高于 2 kPa，可将血管扩张剂硝普钠添加到 50 mL 注射用水溶液中，并可根据各种血流动力学参数调整液体和剂量。休克时添加血袋或使用血管扩张剂和儿茶酚胺。在血流动力学监测期间，应使用肝素稀释剂延长管道，以防止管道堵塞。最好用输液泵控制血管扩张剂的输液速度，以保证疗效，防止血压下降。

（三）正确执行溶栓治疗，提高溶栓疗法的有效率

溶栓疗法能使急性心肌梗死的预后明显改观。已成为急性心

肌梗死治疗中最重要的方法之一。

1. 活性溶栓药物

目前使用的溶栓剂有两种,一种是"纤维蛋白选择性"溶栓剂(包括 rt-PA 和 pro-uk),另一种是非纤维蛋白选择性溶栓剂(包括链激酶、尿激酶和 AP-SA-C)。

2. 内部控制

首先,进行左心室和冠状动脉造影以确定梗死相关动脉的狭窄或闭塞程度。冠状动脉内注射 0.2 ~ 0.5 mg 硝酸甘油,2 min 后再次进行血管造影。如果干预仍然存在,可以考虑冠状动脉狭窄。推动 2.5F 压力导管用于血栓闭塞,15 min 内注入链激酶或尿激酶 15 万 U,继以 4 000 U/min 速度持续滴入。输注期间每 15 min 重复造影 1 次,以判明血管是否再通。血管再通后以 2 000 U/min 的剂量维持滴注 60 min。

3. 静脉给药法

用尿激酶静脉滴注 50 万 ~ 100 万 U,全剂量于 30 ~ 60 min 内输入,剂量的调整依据患者体重及体质情况而定。注明尿激酶的生产厂名、批号及有效期。溶栓剂输入后,每 2 h 测激活的全血凝固时间或凝血时间,待恢复至正常值的 1.5 ~ 2.0 倍时,静脉滴注肝素,通常 500 ~ 1 000 U/h,以后依据凝血时间调整剂量,使凝血时间保持在正常值的 1.5 ~ 2.0 倍。5 d 后停用。输注溶栓剂前,先建立可靠的静脉输液及采血通道,溶栓治疗后应避免肌内注射和反复静脉穿刺。

4. 给药护理重点

溶栓药物存放在冰箱内妥善保管,药液必须新鲜配制,严格按照给药时间、剂量用药;密切观察胸痛变化、观察皮肤、黏膜、痰、呕吐物及尿有无出血征象,如出血严重者须紧急处理;观察心电图变化,治疗开始后 2 h 内每 30 min 记录 12 导联心电图,之后每 1 ~ 2 h

记录心电图,至用药后 12 h;定时测定心肌酶,每 2~4 h 测肌酸磷酸激酶(CPK),至发病后 24 h;认真观察溶栓疗法的效果,心电监测;胸痛自输入溶栓剂后 2 h 内消失,血清 CPK 酶峰提前,在发病 14 h 以内,这是再灌注后心肌酶从不可逆损伤的心肌细胞内快速冲刷入血的结果。

【患者教育】

1. 心理社会支持

患者常有恐惧、抑郁等心理障碍,应加强床边检查,提供心理支持。

2. 饮食指导

康复期可恢复冠心病饮食,进食不宜过饱,有心功能不全者适当限制钠盐。

3. 保健指导

注意劳逸结合,根据心功能进行康复锻炼;避免诱发因素;节制饮食,禁忌烟酒;按医嘱服药;指导患者及家属掌握简要急救措施,定期复查。

4. 康复指导

有计划的康复期锻炼能使患者的体力及自我照料的能力增强,更快更好地恢复工作,更乐观更有信心地生活,康复锻炼分以下 4 个程序。

(1)第 1 阶段:从病房层面来看,有必要对患者进行稳定和未解决问题的治疗。康复包括自我护理(吃饭、刮胡子、在护士的帮助下使用浴室床),以及在严格的心电图监测中,加强或调节运动以降低血压,调节肌肉张力和灵活性。长期卧床休息可能导致“无规律”,包括手术后恢复缓慢、心力衰竭、适应引起的直立性低血压、血液循环减少、肺功能和肺活量减少、血蛋白减少、钙和氮缺乏及冠状动脉血流减少,还可能导致血栓形成、栓塞和抑郁(如焦虑）。早期活动有助于减轻或克服这些"失调节现象"。当发现以下情况时，应减少运动：胸痛和呼吸急促；心率增加超过120次/min；ST段改变；严重心律失常；收缩压下降2.66 kPa。

（2）第2阶段：监护治疗改为普通后，康复措施包括自我护理、逐渐增加床位活动、开始步行、改变锻炼和休息。避免饭后立即锻炼。用于确定过度运动对患者耐受性影响的标准与上文（1）中的标准相同。

（3）第3阶段：康复期间的运动训练课程，目标是逐步增加工作活动时间。可以在第8周或第12周恢复正常工作活动。在这个阶段，患者可以照顾好自己，在家做一些家务。步行是重要组成部分，步行距离和速度应该逐步提高。第6周结束时，患者每天可以步行2~3 km 2~3次。如果患者没有不舒服，活动适当增加。在第3阶段结束时，患者可以每小时行走4 km而没有症状。在添加任务之前，评估患者对健身计划活动的反应，并在活动等于或大于活动计划时进行心电图和心脏测试。只有当分析表明患者对所用计划水平没有不良反应时，这种活动性才会增加。通过这些水平的锻炼，患者的信心和体力将得到增强。

（4）第4阶段：康复护理的目的在于进一步恢复并保持患者的体力和心功能。这一阶段开始于第8或12周后，患者恢复了工作经验或能力。可以开始多锻炼，在开始之前，需要做大量的运动并制订一个计划。活动率为患者在运动中所能达到的最大心率的75%~85%。在运动开始时"热身"，即轻运动以逐渐将心率提高到适当的水平。在运动结束时，有必要逐渐减少活动，然后停止，使血液回到四肢周围的中心。运动时间包括30 min的"热身"和"降温"。每周2~3次，1~2 d进行一次。

告诉患者随时报告胸痛、呼吸困难、心悸、头晕或其他新症状。这些症状可能需要临时干预或减少活动。

第四节 肺源性心脏病

肺源性心脏病是指由支气管-肺组织、胸廓或肺血管病变致肺血管阻力增加,产生肺动脉高压,继而右心室结构和(或)功能改变的疾病。根据起病缓急和病程长短,可分为急性和慢性肺心病两类,临床上以后者多见。

【常见病因】

按原发病在支气管与肺组织、胸廓和肺血管的不同,可分为三大类。①慢性支气管炎:慢性支气管类主要伴有肺气肿,占80%~90%,哮喘、尘肺是第二大病因,其他的,如弥漫性肺间质纤维化、结节病、农民肺(吸入蘑菇孢子)和恶性肿瘤,都是罕见的。②胸部运动障碍:罕见,包括脊柱后凸、脊柱侧凸、关节炎、胸部成形术后的胸痛或脊髓及神经肌肉疾病,如脊髓灰质炎。③肺血管疾病:甚少见,如原发性肺动脉高压、反复多发性小动脉栓塞、结节性多动脉炎等。

【临床表现】

1. 临床特点

首先,有慢性肺病、肺病或其他主要的肺部和胸部疾病的病史和临床表现,如长时间或间歇性咳嗽、咳痰、哮喘、发热等症状。

2. 体征

剑突呈收缩性搏动,肺瓣区第二心音亢进,三尖瓣区心音强于心尖部或收缩性杂音。

3. X 射线监测

除了胸部和肺部疾病的特征外,还可能发生肺炎。右下肺动脉直径≥15 mm;其直径与气管直径之比≥1.07;肺段明显或高度≥7 mm;右心室增大征象是诊断肺心病的重要依据。

4. 超声表现

二维超声：①右室大，右室前壁明显肥厚，大于5 mm（正常右室前壁厚度小于或等于4 mm），右室前壁搏动强。②右房大，右室流出道增宽。③主肺动脉增宽大于20 mm，右肺动脉增宽大于18 mm。④肺动脉瓣出现肺动脉高压征象。⑤室间隔右室面增厚大于11 mm，与左室后壁呈同向运动。

【护理】

（一）护理要点

解除气道阻塞，合理用氧、减轻呼吸困难；给予心理支持；维持体液及酸碱平衡；并发症的预防及护理；遵医嘱及时合理用药；注意观察病情变化。

（二）护理措施

1. 改善肺泡通气

按时排出痰液，应鼓励有意识的患者咳嗽。如果痰液浓稠且咳嗽剧烈，则会形成阻塞。对于重症患者，应定期改变体位并击打背部，使痰液更容易排出。对于阻塞患者，可以运用吸痰技术，应注意无菌操作。吸入压力要合理，动作要轻柔，吸入时间不能超过15 s，以免缺氧。

2. 使用充足的氧气缓解呼吸衰竭

由于缺氧和二氧化碳储存水平不同，应合理使用氧气，并添加低流速和低氧含量。如果患者的身体需要提高氧气水平，使用呼吸器刺激空气，或使用呼吸器改善通气。吸入氧气后，如果吸气、呼气缓慢，呼吸正常、血压升高、心率减慢、发绀减少、皮肤温度回升、尿量增加等，氧气治疗是有效的。如果呼吸太慢，呼吸正在加深，应考虑二氧化碳的积累，并在必要时采取措施增加气体的体积。

3. 心理护理

肺心病是一种慢性病,大多数患者感到虚弱。如果他们情绪低落,应该照顾患者,多与他们沟通,提供心理安慰,提高他们对疾病防治的信心。在生活中给予照顾和关注,以应对因无法自理而造成的各种不便,并减轻疼痛和不适。

4. 维持体液及酸碱平衡

正确记录 24 h 出入液量及观察体重变化,及时采集血清标本测定电解质,并按医嘱完成输液计划,当呼吸性酸中毒合并代谢性酸中毒时,应观察患者有无乏力、头痛、气促、嗜睡、呼吸深快及意识不清等症状,如出现上述症状及时与医师联系,切忌随意用镇静剂,造成呼吸抑制。

5. 并发症的预防及护理

常见的并发症有上消化道出血、弥散性血管内凝血、心律失常、休克。

(1)上消化道出血:迅速控制出血。注意患者恶心、呕吐症状,呕出物颜色、性状及粪便色、质、量,观察心率、血压,检查肠鸣音,给予患者精神安慰,避免紧张,做好饮食护理等。改善缺氧和二氧化碳潴留,使胃黏膜应激性溃疡得到愈合。

(2)弥散性血管内凝血:早期发现皮肤黏膜有无出血点,注射部位有无渗血、出血或上消化道出血倾向,及时控制感染,按医嘱早期应用抗凝治疗。

(3)心律失常:发现患者脉搏强弱不等,节律不规则时应同时进行心脏听诊并及时与医师联系。

(4)休克:观察患者体温、脉搏、呼吸、神志、血压、肢体温度、尿量,及早发现诱因,做好休克患者的相应护理。

【用药及注意事项】

1. 控制感染

根据痰培养和药物敏感试验选择抗菌药物。院外感染以革兰氏阳性菌为主，院内感染以革兰氏阴性菌占多数。一般主张联合应用抗菌药物。

2. 改善呼吸

保持呼吸道畅通，改善呼吸功能。

3. 控制心力衰竭

可适当选用利尿、强心或血管扩张药物。

（1）利尿剂：以作用轻、剂量小、疗程短、间歇和交替用药为原则。根据病情选用氢氯噻嗪、氨苯蝶啶、呋塞米（速尿）等。用药后需密切观察精神神经症状、痰液黏度、腹痛、腿部无力反应等、液体的体积和重量及添加电解质的时间。

（2）强心剂：由于长期缺氧，患者服用洋地黄药物的压力降低，因此疗效不佳，患者容易中毒，使用要慎重，以选用剂量小、作用快、排泄快药物为原则，一般为常用剂量的 1/2 或 2/3。用药后须严密观察疗效和有无不良反应。

（3）血管舒张剂：它可以降低血压，降低心肌耗氧量，并影响某些心血管功能。但它降低血压的同时可反射性地导致心率增加，血压降低一半（和）二氧化碳浓度增加一半，限制了其临床使用。

4. 控制心律失常

经抗感染、纠正缺氧等治疗后，心律失常一般可消失，如不消失可酌情对症使用抗心律失常药。

5. 呼吸兴奋剂

在不影响气道阻塞的前提下，吸入氧气等措施可以用于解痉和咳痰，但不能长期使用，也不能大剂量注射。在严重急性呼吸窘迫综合征中，由于未经脑缺氧和脑水肿治疗而出现频繁并发症的患者应谨慎使用呼吸道兴奋剂。如果在服药期间出现呕吐或拍手抽搐,可能服药过多,要及时联系医生。

【健康教育】

(1)增强体质:病情缓解期应根据心肺功能情况与体力强弱适当进行体育锻炼,如散步、练气功、打太极拳、呼吸练习等,以增强身体和改善心脏功能,也可进行缩唇呼吸,增加潮气量,提高肺泡氧分压;鼓励患者进行耐寒锻炼,增加机体抵抗力和免疫力,防止受凉感冒。

(2)消除呼吸困难因素:耐心地让患者戒烟,房间温度应足够适宜,以保持空气清新,打开窗户并定期呼吸,以防止高温和寒冷刺激。

(3)合理选择食谱:宜选用高热量、高蛋白、低盐、易消化食物,补充机体消耗,增加抗病能力。

(4)积极防治慢性呼吸道疾患,避免各种诱发因素:预防慢性支气管炎反复发作,应尽早选择抗生素以控制继发性呼吸道疾病,指导患者取适当卧位,注意口腔卫生,多饮水稀释痰液或指导患者家属帮助翻身叩背,保持呼吸道通畅。

(5)密切关注患者病情的变化,并定期到门诊进行随访:如果患者出现呼吸道症状、咳嗽加剧、尿量减少、明显水肿、昏迷、乏力或非常兴奋、嘴唇发青、大便色泽及咳痰声音改变等,均提示病情变化或加重,需及时就医诊治。

第二章 外科疾病护理

第一节　肠梗阻

胃肠道梗阻是外科手术中最常见的胃肠道疾病之一,是指肠道不能正常运作或肠道被堵塞。

【病因分类】

1. 按梗阻因素分类

(1)机械性。通常由肠狭窄和各种原因的肠梗阻引起。主要原因分析如下。①肠道疾病:如寄生虫、粪便、异物等。②胃肠道疾病:如粘连、扭转、肠等。③肠壁疾病:如肠闭锁、狭窄、肿瘤等。

(2)动力性。比肠道机械性梗阻更不常见。肠管本身没有疾病,肠梗阻的原因是血管和毒素导致肠壁功能不好,肠道无法正常运作。可分为如下几点。①麻痹性:多发性腹膜炎、肠道手术、腹膜后血肿或感染。②痉挛性:由肠壁肌肉痉挛性收缩引起,通常以慢性肠炎为特征。

(3)血运性。有限,由于肠系膜血管栓塞或血栓形成,肠道血液循环不良,继而出现肠麻痹,无法通过肠道引起。

2. 按肠管血运有无障碍分类

(1)单纯性肠梗阻:无肠管血运障碍。

(2)绞窄性肠梗阻:有肠管血运障碍。

3. 按梗阻部位分类

高位性肠梗阻（空肠上段）和低位性肠梗阻（回肠末段和结肠）。

4. 按梗阻的程度分类

完全性肠梗阻（肠内容物完全不能通过）和不完全性肠梗阻（肠内容物部分可通过）。

5. 按梗阻病情的缓急分类

急性肠梗阻和慢性肠梗阻。

【病理生理】

1. 肠道局部病理生理变化

（1）肠蠕动：简单的肠蠕动技术可以改善干预梗阻以上的肠蠕动，帮助肠道运输。

（2）肠道疾病：由肠道中的气体和液体引起。

（3）肠壁充血水肿、血运障碍，严重时可导致坏死和穿孔。

2. 全身性病理生理变化

（1）体液丢失和电解质、酸碱平衡失调。

（2）全身性感染和毒血症，甚至发生感染中毒性休克。

（3）呼吸和循环功能障碍。

【临床表现】

（一）症状

1. 胃痛

单纯性机械性肠梗阻，其特征是阵发性胃绞痛，需与胃溃疡相鉴别；胃溃疡表现为持续性腹痛，伴有阵发性加重。

2. 呕吐

早期常为反射性，呕吐胃内容物，随后因梗阻部位不同，呕吐是不同的。呕吐发生在上消化道早期且频繁，通常包括胃液、十二指肠液和胆汁,小肠梗阻晚期呕吐发生,通常是大便样;如果呕吐呈紫色或棕色,通常表明胃肠道状况不佳;结肠瘫痪,呕吐通常是溢出物。

3. 腹痛

腹痛在下消化道和胃肠道麻痹中表现明显。

4. 肛门排便停止

如果胃肠道完全堵塞,大多数患者会停止排便,但在干预的早期,肠道中的气体或粪便仍然可以释放。

(二)体征

1. 腹部

①视诊:单纯性机械性肠梗阻可见腹痛、肠型、异常蠕动波;扭转时腹痛不对称。②触诊:小肠可能轻微发作,但无腹膜刺激迹象;消化道阻塞可能是产生腹膜刺激征的生理机制。③叩诊:当肠道反应发生时,腹腔内有渗出物,可导致叩诊异常。④听诊:消化道的声音过于活跃,可以听到类似于空气流过水或铁的声音。麻痹性肠梗阻,控制胃排空或声音消失。

2. 全身

在肠道梗阻的早期阶段,没有任何物理变化。晚期有脱水,如嘴唇干燥、眼干、皮肤过敏和少尿,可能在干预结束时发生。在脱水或消化道出血期间,可能会出现中毒和休克的迹象,如脉搏阳性、血压降低、脸色苍白、四肢冰冷等。

(三)辅助检查

1. 实验室检查

肠梗阻晚期,血红蛋白和血细胞比容升高,并有水、电解质及酸碱平衡失调。绞窄性肠梗阻时,白细胞计数和中性粒细胞比例明显升高。

2. X 射线检查

一般在肠梗阻发生 4~6 h 后,立位或侧卧位 X 射线平片可见肠胀气及多个液气平面。

【治疗原则】

(一)一般治疗

(1)禁食。

(2)胃肠减压:是治疗梗阻的重要措施之一。从消化道通过吸出气体和液体,以降低消化道的压力,降低肠道内的压力,改善肠壁的血液循环,减少肠道内的细菌和毒素。

(3)纠正水、电解质及酸碱平衡失调。

(4)防治感染和中毒。

(5)其他:对症治疗。

(二)解除梗阻

解除梗阻分为非手术治疗和手术治疗两大类。

【常见几种肠梗阻】

(一)粘连性肠梗阻

主要由腹部手术、炎症、创伤、出血、异物等所致。以小肠梗阻为多见,多为单纯性不完全性梗阻。粘连性肠梗阻多采取非手术治疗,如无效或发生绞窄性肠梗阻时应及时手术治疗。

(二)肠扭转

肠扭转常发生于小肠,其次是乙状结肠。①小肠扭转:多见于青壮年,常在饱餐后立即进行剧烈活动时发病。表现为突发腹部绞痛,呈持续性伴阵发性加剧,呕吐频繁,腹胀不明显。②乙状结肠扭转:多见于老年人,常有便秘习惯,表现为腹部绞痛,明显腹胀,呕吐不明显。肠扭转是较严重的机械性肠梗阻,可在短时间内发生肠绞窄、坏死,一经诊断,应急症手术治疗。

(三)肠套叠

肠套叠指一段肠管套入与其相连的肠管内,以回结肠型(回肠末端套入结肠)最多见。肠套叠多见于2岁以下婴幼儿。典型表现为阵发性腹痛、果酱样血便和腊肠样肿块(多位于右上腹),右下腹触诊有空虚感。X射线或钡灌肠表明肠内空气或钡扭曲,扭曲端的钡形状为"杯子口"或"弹簧状"阴影。早期肠套叠可试行空气灌肠复位,无效者或病程超过48 h,怀疑有肠坏死或肠穿孔者,应行手术治疗。

(四)蛔虫性肠梗阻

由于蛔虫聚集成团并刺激肠管痉挛致肠腔堵塞,多见于2~10岁儿童,驱虫不当常为诱因。主要表现为阵发性脐部周围腹痛,伴呕吐,腹胀不明显。部分患者腹部可触及变形、变位的条索状团块。一些患者可能并发肠扭转或肠壁坏死和穿孔,蛔虫进入腹腔并引起腹膜炎。单纯蛔虫阻滞通常以非手术治疗,包括解痉止痛、禁食、酌情胃肠减压、输液、口服植物油驱虫等,若无效或并发肠扭转、腹膜炎时,应行手术取虫。

【护理】

(一)护理诊断/问题

1.疼痛
与肠内容物不能正常运行或通过障碍有关。

2.体液不足
与呕吐、禁食、胃肠减压、肠腔积液有关。

3.潜在并发症
肠坏死、腹腔感染、休克。

（二）护理措施

1.非手术治疗的护理

（1）饮食:禁食,梗阻缓解12 h后可进少量流质饮食,忌甜食和牛奶;48 h后可进半流食。

（2）胃肠减压,做好相关护理。

（3）体位:生命体征稳定者可取半卧位。

（4）解痉止痛:若无肠绞窄或肠麻痹,可用阿托品解除痉挛、缓解疼痛,禁用吗啡类止痛药,以免掩盖病情。

（5）输液:纠正水、电解质和酸碱失衡,记录24 h出入液量。

（6）防治感染和中毒:遵照医嘱应用抗生素。

（7）严密观察病情变化,当出现以下情况时,应考虑肠梗阻的可能性,并尽快进行手术治疗:肠梗阻是一种持续性并发症,甚至可以是阵发性加重,肠梗阻可能不会出现高渗反应;早期剧烈胃肠活动,强度大,剧痛;早期严重呕吐;不对称腹痛或肝病;有明显的腹膜刺激征、体温升高、脉搏加快、白细胞计数和中性粒细胞比率增加的迹象;呕吐、胃肠减压提取物和直肠分泌物是来自胃黏膜的血液或血液;腹部X射线检查显示肠襻是分离的且稳定;非手术治疗后症状和体征无明显改善。

2.手术前后的护理

（1）术前准备:除上述非手术护理措施外,按腹部外科常规手术行术前准备。

（2）术后护理:①护理患者的病情,观察生命体征、胃痛和体征的变化,注意敷料和引流,及早发现术后并发症。②卧位,麻醉清醒、血压平稳后取半卧位。③禁食、胃肠减压,待排气后,逐步恢复饮食。④防止感染:遵照医嘱应用抗生素。⑤鼓励患者早期活动。

第二节 急性化脓性腹膜炎

急性化脓性腹膜炎是指由化脓性细菌,包括需氧菌和厌氧菌或两者混合所引起的腹膜腔急性感染。腹膜腔炎症仅局限于病灶局部称为局限性腹膜炎,并可形成脓肿。根据腹腔内有无病变又分为原发性腹膜炎和继发性腹膜炎。腹腔内无原发病灶,而是血源性引起的,称为原发性腹膜炎,占2%。继发于腹腔内空腔脏器穿孔、损伤破裂、炎症扩散和手术污染等所引起的腹膜炎,称之为继发性腹膜炎,是急性化脓性腹膜炎中最常见的一种,占98%。

【临床表现】

1. 腹痛

腹痛是最重要的症状,主要是急性疼痛。当患者深呼吸、咳嗽和旋转时加重,患者大部分拒绝改变身体位置。疼痛先以原发病灶处最明显,随炎症扩散可波及全腹。

2. 恶心、呕吐

恶心、呕吐为早期出现胃肠道症状。腹膜受到刺激,引起反射性呕吐,呕吐时腹痛,胃肠道麻痹时,可呕吐胆管物质,甚至粪质样内容物。

3. 全身症状

随着炎症发展,患者出现高热、大汗、口干、脉速、呼吸浅快等全身中毒症状,后期出现眼窝凹陷、四肢发冷、呼吸急促、脉搏细弱、血压下降、严重缺水、代谢性酸中毒及感染性休克的表现。但年老体衰或病情晚期者体温不一定升高,如脉搏加快,体温反而下降,提示病情恶化。

4. 腹部体征

腹胀明显,腹式呼吸减弱或消失。腹部有压痛、反跳痛、肌紧张,是腹膜炎的重要体征,称为腹膜刺激征。腹肌呈"木板样"多为胃十二指肠穿孔的临床表现,而老年人、幼儿或极度虚弱的患者腹肌紧张可不明显,易被忽视。当胃肠道穿孔发生时,腹腔内可能存在游离脂肪酸,肝脏区域可能因梗阻而变窄或消失。当胃肠道里有很多液体时,沉闷的声音居多。

【辅助检查】

1. 血液检查

白细胞总数及中性粒细胞升高,可出现中毒性颗粒。病情危重或机体反应低下时,白细胞计数可不增高。

2. 腹部 X 射线检查

立位平片,可见膈下游离气体;卧位片,在腹膜炎有肠麻痹时可见肠袢普遍胀气,肠间隙增宽及腹膜外脂肪线模糊以至消失。

3. 直肠指检

有无直肠前壁触痛、饱满,可判断有无盆腔感染或盆腔脓肿形成。

4. B 超检查

可帮助判断腹腔病变部位。

5. 腹腔穿刺

可根据抽出液性状、气味、混浊度做细菌培养、涂片及淀粉酶测定来帮助诊断及确定病变部位和性质。

【护理措施】

急性腹膜炎的治疗分为非手术和手术两种方法。非手术疗法主要适用于:原发性腹膜炎;急性腹膜炎原因不明,病情不重,全身情况较好;炎症已有局限化趋势,症状有所好转。手术疗法主要适用于:腹腔内病变严重;腹膜炎重或腹膜炎原因不明,无局限趋势;患者一般情况差,腹腔积液多,肠麻痹重或中毒症状明显,甚至出现休克者;经短期(一般不超过 8 ~ 12 h)非手术治疗症状及体征不缓解反而加重者。其治疗原则是:处理原发病灶,消除引起腹膜炎的病因,清理或引流腹腔,促使腹腔脓性渗出液尽早局限、吸收。

（一）术前护理

（1）病情观察:定时监测体温、脉搏、呼吸、血压,准确记录 24 h 出入量。观察腹部体征变化,对休克患者应监测中心静脉压及血气分析数值。

（2）禁食:使食物可以排空。

（3）胃肠减压:它可以减少消化道中的气体和液体,减少消化液进入消化道的流量,帮助或减轻腹膜的疼痛和炎症,减少毒素的吸收,减少肠壁的张力,改善肠壁的血流,促进抑制炎症,促进肠蠕动的恢复。

（4）保持水、电解质平衡:腹膜炎时,腹腔内有大量液体渗出,加之呕吐,患者不仅丧失水、电解质,也丧失了大量的血浆,应根据患者的临床表现和血生化测定、中心静脉压等监测,输入适量的晶体液和胶体液,纠正水、电解质和酸碱失衡,保持尿量每小时30 mL 以上。

（5）抗感染:继发性腹膜炎常为混合感染,因此需针对性地、大剂量联合应用抗生素。

（6）对诊断不明确者,应严禁使用止痛剂,以免掩盖病情,贻误诊断和治疗。

（7）积极做好手术准备,做好患者及家属的工作,解除思想顾虑,积极配合治疗。

（二）术后护理

（1）定时监测体温、脉搏、呼吸、血压及尿量的变化。

（2）患者血压平稳后,应取半卧位,以利于腹腔引流,减轻腹胀,改善呼吸。

（3）补液与营养:由于术前大量体液丧失,患者术后又需禁食,故要注意水、电解质平衡,酸碱平衡和营养的补充。

(4)继续胃肠减压:腹膜炎患者虽经手术治疗,但腹膜的炎症尚未清除,肠蠕动尚未恢复,故应禁食,同时采用有效的胃肠减压,直至肠蠕动恢复,肛门排气后,方可拔除胃管,开始进食。

(5)引流处理:改善引流质量,监测和收集排水、颜色、气味等。如需用负压吸引者应注意负压大小,如用双套管引流者,常需用抗生素盐水冲洗,冲洗时应注意无菌操作,记录冲洗量、引流量及性状。冲洗时注意保持床铺的干燥。

(6)应用抗生素以减轻和防治腹腔残余感染。

(7)为了减少患者的不适,酌情使用止痛剂。

(8)鼓励患者早期活动,防止肠粘连。

(9)观察有无腹腔残余脓肿,如患者体温持续不退或下降后又有升高、白细胞计数升高、全身有中毒症状及腹部局部体征的变化、大便次数增多等提示有残余脓肿,应及时报告医生处理。

【健康教育】

(1)术后肠道康复应根据不同疾病的具体计划进行。首先,吃流质食物,然后改用半流质食物,应建议和鼓励患者食用易消化、高蛋白、高热量和高维生素的食物。

(2)描述术后半卧位功能的重要性。如果情况允许,应鼓励患者尽快下床。

(3)如果出院后腹痛持续,应该按时去医院。

第三节　门静脉高压症

门静脉压力为 1.27 ~ 2.35 kPa。当门静脉引流且血液不稳定时,门静脉压大于 2.35 kPa 称为门静脉高压。临床表现包括脾大、脾功能亢进、食管胃底改变、腹水等。

门静脉主干由肠系膜动脉、肠系膜下动脉和脾动脉组成。门静脉系统位于两个毛细血管网络之间，其一端是胃、肠、脾和胰腺的毛细血管网，另一端与肝小叶中的肝窦相连。来自肝脏的门静脉血流占肝脏血流的75%，肝动脉血流最多占25%，可见肝脏血流主要是门静脉血流。肝动脉的血氧含量高于门静脉，因此门静脉对肝脏的供氧几乎等于肝动脉的供氧。此外，在门静脉系统中没有调节血流方向的静脉瓣膜，门静脉系统和腔静脉有几个分支：胃肠道和下食管的连接分支；直肠下支和直肠交通支；连接前壁的分支；腹膜后分支。在这些交通分支中，最重要的是胃的交通分支和食管的下部。正常情况下，上述交通支线非常小，血流也非常小。

门静脉破裂可由门静脉淤积或门静脉血流阻力增加引起，但门静脉血流阻力增加更为严重。作为升高的基础，门脉高压可分为3种类型：肝前、肝内和肝后，肝内型很常见，其中术后肝炎是门脉高压的结果。随着增生纤维束和再生肝细胞结节挤压肝小叶中的肝窦，它们变窄或阻塞，门静脉血流受阻。其次，随着肝小叶交界处肝动脉小分支和门静脉小分支之间的各种神经交通分支的开放，门静脉压力增加。门静脉高压症的常见并发症是肝外门静脉血栓形成（腹膜内疼痛、胰腺炎、外伤等）、功能损害（闭锁、狭窄或海绵状转变等）和外部压迫。门静脉高压症患者有肝功能或轻度损害，预后良好。门脉高压症的常见并发症包括缩窄性心包炎和慢性心力衰竭。

【护理评估】

（一）健康史

应注意询问患者有无肝炎病史、酗酒、血吸虫病病史。既往有无出现肝昏迷、上消化道出血的病史及诱发的原因。对于原发病是否进行治疗。

（二）身体状况

1. 脾水肿和脾亢

脾脏有明显的分化，很柔软，可以感觉到低于左侧肋骨；在晚期，脾脏中的纤维组织将难以生长，其功能也会减少。左上腹部甚至左下腹部可以触摸到脾脏，左腹部可能会出现不适，可伴钝痛感和全身性疾病。白细胞和血小板的数量经常减少，这被称为脾功能亢进。

2. 建立和开放侧支循环

门静脉和体静脉之间有交通分支。当静脉发生故障时，这些交通分支在体内打开，导致门静脉回流发生障碍。静脉扩张或静脉曲张与体循环吻合形成循环，主要特征是：①食管-胃底静脉曲张多数在早期。当静脉破裂时，可引起上消化道出血，表现为呕血和黑便，这是门静脉高压最危险的并发症。由于脾功能亢进引起的肝功能损害和血小板减少，出血不易停止。②腹壁静脉曲张。③直肠下静脉和直肠静脉引起痔静脉曲张。

3. 腹水

由于门静脉压力的增加，门静脉毛细血管网增加；同时，肝损伤引起的低蛋白血症导致胶体渗透压降低；淋巴液的形成增加，导致液体从肝脏和肠系膜排入腹腔，导致腹水。此外，由于平均血容量的减少，刺激性的引起醛固酮的过度释放，这有助于保持水和钠，并加强腹水的形成。

4. 肝性脑病

在门静脉高压症中，由于门静脉血流的交叉流动，肝实质细胞或肝脏的功能受损，导致毒素（如氨和硫醇、γ-氨基丁酸）无法代谢和解毒，直接进入全身系统，对大脑造成毒性影响，被称为肝性脑病，是门脉高压症的并发症之一。肝性脑病主要由肠道出血、感染、蛋白质消耗、麻醉和利尿剂引起。

5. 其他

可伴有肝大、黄疸、蜘蛛痣、肝掌、男性乳房发育、睾丸萎缩等。

(三)心理-社会状况

患者因病情反复发作、逐渐加重、面临手术、担心出现严重并发症和手术后的效果而有恐惧心理。另外由于治疗费用过高,长期反复住院治疗,生活及工作严重受限产生长期的焦虑情绪。

(四)辅助检查

(1)血常规:当脾脏功能亢进时,血细胞计数减少,白细胞计数下降到 $3 \times 10^9/L$ 以下,血小板计数下降到 $(70 \sim 80) \times 10^9/L$ 最明显。出血、营养不良、溶血和骨髓损伤可导致贫血。

(2)肝功能分析:血浆白蛋白普遍下降,球蛋白增加,白蛋白与球蛋白的比值增加;凝血酶原时间延长;应筛查乙型肝炎和甲胎蛋白。

(3)食管钡吞咽 X 射线:当食管充满钡餐时,食管静脉曲张和胃静脉曲张表现出寄生样改变,不同的静脉表现出蚯蚓或珍珠样改变。

(4)胃超声检查:可显示腹水、肝脏和纹理异常及门静脉扩张。

(5)腹腔动脉造影或直接肝静脉造影:可以改善门静脉系统和肝动脉血供,确定动脉造影和神经再生的效果,为外科治疗提供证据。

(五)关键点

门静脉高压症的外科治疗主要是预防和控制食管和胃底静脉曲张出血。

1. 食管和胃静脉曲张出血
主要包括非手术治疗和手术治疗。

(1)非手术治疗。①常规治疗:患者放松,加快静脉输血,扩大血供;谨防因呕吐导致呼吸衰竭,阻止呼吸衰竭或肺部炎症。②药物止血:使用内脏血管收缩剂。常用的药物是垂体后叶素、血管加压素和生长抑素。③内镜治疗:通过纤维内窥镜将硬化剂直接注入静脉,阻断和激活黏膜下病变,防止出血和复发。④三腔管压迫止血:利用气囊压迫胃肠道和下食道,达到止血的目的。⑤经颈静脉肝内门体分流:门静脉通道和颈静脉肝静脉通过静电分流形成,并提出了实现门体分流的支架。主要适用于药物和内镜治疗无效、肝功能差、不宜急诊手术的患者,或等待肝移植的患者。

(2)手术治疗:如果上述治疗失败,应进行手术,目前多采用脾切除加贲门周围血管离断术,健康和肝功能良好的患者可以在紧急情况下接受治疗。对于血吸虫性肝硬化伴食管和胃底静脉曲张及高门静脉分流术,开放性分流术的使用主要包括门静脉–下腔静脉分流和脾肾分流术。

2. 急性脾大伴明显脾功能亢进

常见于晚期血吸虫病和脾动脉栓塞引起的左门静脉高压症。单纯脾切除术对这些患者有效。

3. 肝癌引起的顽固性腹水

治疗方法是肝脏移植手术,其他方法包括经颈静脉肝内门体分流术和上腔静脉旁路术。

4. 肝移植

肝移植已成为外科治疗终末期肝病的有效方法,但供体肝脏不足、危及生命的免疫缺陷综合征风险、手术风险和肝移植抑制率高等问题居高不下。

【护理目标】

患者无焦虑和恐惧心情,无窒息发生,能得到及时的营养补充,肝功能及全身营养状况得到改善,体液平衡得到维持,无上消化道大出血、肝性脑病等并发症发生。

【护理措施】

（一）非手术治疗及术前护理

1. 心理护理

通过谈话、观察等方法，了解患者心理是否处于健康的阶段，医护人员应做好策略的解释和实践，多给予安慰和鼓励，使之增强信心、积极配合，以保证治疗和护理计划顺利实施。对急性上消化道大出血患者，要专人看护，关心体贴。工作中要冷静、沉着，抢救操作应娴熟，使患者消除精神紧张和顾虑。

2. 注意休息

术前保证充分休息，必要时卧床休息。可减轻代谢方面的负担，能增进肝血流量，有利于保护肝功能。

3. 加强营养，采取保肝措施

①对于低脂、高糖和高维生素的食物，大多数时候都应该禁止，但拥有高质量肝脏的人可以提供高蛋白食物。②营养不良、低蛋白血症者静脉输入支链氨基酸、人血清蛋白或血浆等。③血液供应和凝血不足的患者，输血、静脉注射或静脉注射维生素 K。④合理使用肌苷、辅酶 A、葡萄糖醛酸内酯（甘泰乐）等肝脏抗体，补充 B 族维生素、维生素 C、维生素 E，避免使用巴比妥类、盐酸氯丙嗪、红霉素等有害肝功能的药物。⑤手术前 5 d 注射极化液（每天添加 200～250 g，并添加胰岛素和氯化钾），以促进肝功能的营养状态。⑥在出血性休克及合并较重感染的情况下应及时吸氧。

4. 防止食管-胃底静脉曲张破裂出血

避免疲劳、恶心、呕吐、便秘、咳嗽等引起腹痛的因素；避免进食干硬食品或辅助食品（辛辣食品或酒精饮料）；食物不应过热；口服片剂应制备为口服粉末。一般来说，手术前不放胃管，如有必要，膜和消化系统应填充液体石蜡，以轻巧手法协助患者徐徐吞入。

5.预防感染

手术前 2 d 使用广谱抗生素。护理操作要遵守无菌原则。

6.术前分流准备

除上述措施外,术前 2~3 d 应口服新霉素或链霉素等预防肠道疾病;服用甲硝唑以减少肠道氨的产生,预防术后肝性脑病;在手术前一天晚上清洁灌肠,以避免术后肠扩张;脾肾动脉分流前应检查肾功能。

7.三腔管压迫止血治疗胃底静脉曲张严重出血患者的护理

插管前,检查管龄和空气状况,向患者及家属描述管腔止血的目的、意义、方法和注意事项,实现患者的参与;向食管和胃肠道分别注入约 150 mL 和 200 mL 空气,观察膨胀后的气囊是否具有良好的弹性和有无漏气,然后取出气囊并标记,将石蜡液体涂敷在管壁上,轻轻地放在患者的鼻子或嘴上,并使患者吞咽至插入消化道 50~60 cm;用工具从消化道中取出插入管道之后,向消化道内注入 150~200 mL 空气,用止血钳关闭管口,将三腔管拔出。当感觉不到拉动并且有一点弹性时,滑轮被放置在管道的末端,以增加 0.5 kg 的重量,用于牵引和压缩。然后抽取胃液观察止血效果,如果仍然出血,向食管球囊内注入 100~150 mL 空气,挤压食管下端。插管后,用胃肠减压器连接胃黏膜或用生理盐水循环,观察是否仍有新鲜血液。如果没有血液,脉搏和血压逐渐稳定,表明血液处于控制状态。相反,这表明压迫止血是不完全的。

术后导管管理:如果患者处于半直立位置或头部向一侧倾斜,则移除口鼻以防止呼吸衰竭;保持鼻黏膜湿润,观察并调整脐带张力,防止鼻或口腔黏膜因压力而糜烂坏死;在按摩血管时,应该每 12 h 放气一次,持续 10~20 min,以暂时恢复消化道的局部血液供应,避免由于长时间的压迫而导致黏膜糜烂和坏死;观察并记录消退的数值和颜色,以确定出血是否停止及是否需要紧急手术;如果在气囊加载 48 h 后,胃肠道仍有新鲜血液,则表明压迫止血无效,应采取紧急手术止血;在床上准备剪刀,如果气囊移动并阻塞气道,可能导致呼吸系统疾病甚至窒息,应立即切断管道,然后拔管。拔管的时间不应超过 3～5 d,以避免长期手术导致食管和胃黏膜缺血和坏死。如果气囊加载 24 h 后出血停止,将采取进一步措施。放松牵引,先排空食管曲张静脉,然后排空胃肠道,继续监测 12～24 h。如果没有出血,让患者口服 30～50 mL 石蜡,轻轻拔出试管;若再次出血,可继续行三腔管压迫止血或手术。

（二）术后护理

(1)观察病情变化:密切注视有无手术后各种并发症的发生。

(2)分流术后防止血管吻合口破裂出血,48 h 内平躺或低半卧位;轻轻转动、翻转。一般手术后休息 1 周,做好相应生活护理;保持排尿、排便通畅;分流术后短期内发生下肢肿胀,可予适当抬高。

(3)为了防止脾切除术后静脉血栓形成,应在术后 2 周内定期复查血小板计数,必要时每日复查。如果血小板计数超过 6.00×10^9/L,应考虑抗凝治疗,并注意治疗前后凝血时间的变化。脾切除术后不使用维生素 K 和其他止血药物。

(4)饮食护理,分流术后应限制蛋白质饮食,以免诱发肝性脑病。

(5)加强护肝,警惕肝性脑病:遵医嘱使用高糖、高维生素、高能量合剂,禁用有损肝功能的药物。对分流术后患者,特别注意神志的变化,如发现有嗜睡、烦躁、谵妄等表现,警惕肝性脑病可能,及时报告医生。

（三）健康指导

指导患者保持心情乐观愉快,保证足够的休息,避免劳累和较重体力劳动;不要吸烟、喝酒、吃热的食物或进食过快;根据医生的建议使用药物,并定期去医院复查。

【护理评价】

　　患者有无焦虑和恐惧心情,有无窒息发生,能否得到及时的营养补充,肝功能及全身营养状况是否得到改善,体液平衡是否得到维持,有无上消化道大出血、肝昏迷等并发症发生。

第三章 急诊科疾病护理

第一节 急性呼吸窘迫综合征

急性呼吸窘迫综合征（acute respiratory distress syndrome，ARDS）是指在剧烈感染、损伤和休克等非心脏疾病的过程中，由于肺毛细血管内皮细胞和肺泡上皮细胞受损，导致弥漫性肺间质和肺泡水肿引起的慢性缺氧性呼吸衰竭或衰竭。它处于急性肺损伤（acute lung injury，ALI）的严重阶段。病理因素导致肺容量减少和通气/血流比例减少。临床表现为低氧血症和呼吸困难，病理改变为肺损伤。该病的特点是发病快、进展快和死亡率高。

ALI 和 ARDS 是同一病理过程中的两个不同阶段。ALI 代表主要和次要阶段，而 ARDS 代表晚期的较重阶段。当 ARDS 发生时，患者需要满足 ALI，但并非所有 ALI 都会发展为 ARDS。导致 ALI 和 ARDS 的原因和风险多种多样，根据直接和间接的肺损伤，其危险因素可分为肺内因素和肺外因素，与致病性疾病对肺的直接损害有关的肺内因素包括：①化学因素，如吸入毒气、吸烟、刺激气体。②身体疾病，如肺外伤、辐射损伤等结果。③肺部疾病，如严重肺炎。④其他，指间接导致肺损伤的主要疾病，包括严重休克、感染、胸部损伤、严重烧伤、血流、胰腺炎、药物或中毒等。ALI 和 ARDS 的机制非常复杂，目前还不完全清楚，大多数学者认为 ALI 和 ARDS 是由各种疾病、细胞因子和介质引起的严重肺炎。

【临床表现】

ARDS 的临床特征可由于潜在疾病和其他疾病的数量和类型而有所不同。

（一）症状和体征

（1）快速发作：ARDS 通常发展迅速，大多在严重疾病（如严重创伤、休克、败血症）后 12～48 h 发作，有时长达 5 d 后发作。

（2）呼吸抑制：是 ARDS 最常见的症状，常见症状为呼吸衰竭和呼吸困难，通常为 25～50 次/min。严重并发症与单纯呼吸和肺炎有关。

（3）咳嗽、咳痰、烦躁不安：ARDS 可能会出现不同程度的咳嗽，咳嗽时会出现血水样痰，出现心烦意乱和恍惚。

（4）发绀：这是无法治疗的 ARDS 的征兆。

（5）ARDS 患者常出现气道压力突然变化，主要是浅呼吸和突然短暂的潮气量。病理变化越多，这种变化就越明显，尽管吸气时会出现鼻窦压力和三凹征。早期，当呼吸能力较强时，通常需要深呼吸和快速呼吸。当肌肉疲劳时，表现为浅呼吸和快速呼吸。

（6）听诊早期可能没有异常或只有一些喘鸣声；后期出现气泡声和管状呼吸声。

（二）图像检测

1. 胸部 X 射线

早期病理改变通常是间质性的。胸部 X 射线片通常显示无明显异常，或者只能看到两个肺模糊阴影的影像。随着疾病的进展，上述阴影扩大并合并到主要器官，或磨玻璃影倾向于随着两肺之间压力的增加而改变，支气管信号增加，心脏边缘不清晰或消失，称为"白肺"。

2.胸部 CT 诊断

与胸部 X 射线片相比,胸部 CT,尤其是高分辨率 CT 可以清楚地显示肺损伤的分布、位置和形态,为早期诊断提供帮助。随着肺毛细血管膜的通透性增加,导致流体通透性,两个肺的阴影显示出不同的重力梯度,重力的变化也会在传递后发生。在 CT 上,病变划分不均:①非重力区(通常胸部仰卧时)正常或接近正常。②正面和中间区域有类似磨玻璃的阴影。③重力区表现明显。这些表明肺实质损伤发生在受重力影响最大的区域。在没有肺泡毛细血管膜损伤的情况下,两个肺的阴影均匀分布,不是重力区,也不随体位改变。这一特征有助于区分传染病。

(三)实验室测试

1.动脉血气分析

$PaO_2<8.0$ kPa,进展缓慢,在初始阶段,$PaCO_2$ 不会增加,并且由于过度通风,$PaCO_2$ 也可能低于原始量;早期通常为呼吸性碱中毒;代谢性酸中毒可能随着疾病的进展而发生,而呼吸性酸中毒则可能发生在晚期。与动脉氧分压相比,氧合指数可以更好地反映呼吸对氧呼吸时间的影响,并且对呼吸速率有很大的影响,这很容易计算。氧合指数参照范围为 53.2 ~ 66.5 kPa,在 ALI 时 ≤ 39.9 kPa,ARDS 时 ≤26.6 kPa。

2.血流动力学监测

通过漂浮管,可以同时测量和计算肺动脉压(PAP)和肺动脉楔压(PAWP),这不仅有助于诊断和鉴别诊断,也是机械通气的重要测量方法。肺动脉楔压一般小于 1.6 kPa。如果超过 2.4 kPa,则支持左心衰竭的诊断。

3.肺活检

ARDS 发作后,呼吸系统发生了显著变化,包括肺部炎症和肺功能改善。肺无中心/潮气量升高。肺无中心和潮气量增高,这是早期 ARDS 的特征。

【诊断】

(1)ALI 和(或)ARDS 的高风险。

(2)严重疾病和(或)呼吸急促。

(3)低氧血症:ALI 的氧合指数≤39.9 kPa;ARDS 患者的氧合指数≤26.6 kPa。

(4)胸片显示双肺有阴影。

(5)治疗时,应排除急性肺动脉疾病或心源性肺水肿。

符合以上 5 个条件的患者可以被诊断为 ALI 或 ARDS。需要注意的是,ARDS 的诊断方法尚不明确,应排除肺不张、自发性气胸、严重肺炎、栓塞和肺结核。

【急诊处理】

ARDS 是紧急呼吸窘迫,应根据治疗质量进行护理。治疗的目的是改善肺的氧合功能,治疗缺氧,调节器官功能,预防并发症。医疗措施如下。

(一)氧气处理

应采取一切有效措施改善 PaO_2 并尽快治疗缺氧。高流量氧气可被吸收,轻症患者可以使用鼻腔提供氧气,但大多数患者需要机械通气。

(二)消除病因

病因学治疗在 ARDS 的预防和治疗中发挥着重要作用,主要集中于原发疾病。感染是 ALI 和 ARDS 的主要危险因素。ALI 和 ARDS 与感染有关,如果 ARDS 的基础疾病是败血症,除了消除传染源外,还应选择敏感的抗生素。同时,应采集样本或血样进行分离和培养试验,并进行免疫学实验,以指导下一步抗生素的选择。在设计通气系统和应用时,应使用普通抗生素来预防呼吸衰竭。

（三）呼吸策略

机械通气技术是最重要的支撑手段。如果没有机械通气，许多 ARDS 患者将在 1 h 内死于呼吸衰竭。目前，机械通气的指导还没有统一的模型，大多数研究人员认为应在 ARDS 期间进行机械通气，自动呼吸器可用于 ALI 阶段。使用呼吸机时，应仔细监测患者的临床反应。有异常呼吸、休克和呼吸自闭症的 ALI 和 ARDS 患者不应机械通气，如果通气无效或疾病持续，应尽快建立有创通气系统以促进通气。

为了防止肺泡塌陷，调节肺泡开口，改善氧合功能，并通过机械通气避免肺损伤，目前采用了最有效的肺保护策略，主要措施包括以下两个方面。

1. 呼气末正压

有效使用端到端压力可以最终达到高水平的肺泡压力并保持肺泡开放，从而防止肺泡塌陷，减少肺泡水肿，改善氧合功能并改善肺顺应性。呼气末正压的应用首先应确保血容量的质量足以避免因胸压升高而降低心率和组织氧转运；呼气末正压先从低水平 0.29～0.49 kPa 开始，逐渐增加，直到 $PaO_2 > 8.0$ kPa、$SaO_2 > 90\%$ 时的呼气末正压水平，一般呼气末正压水平为 0.49～1.76 kPa。

2. 小潮气量通气和允许性高碳酸血症

ARDS 患者采用小潮气量（6～8 mL/kg）通气，使吸气平台压控制在 2.94～34.3 kPa 以下，它可以预防肺泡通过过多气体导致损伤。为了确保低潮通气，可能允许一些 CO_2 储存，$PaCO_2$ 一般不宜高于 10.7～13.3 kPa。

（四）液体控制

在保持血压稳定方面，适当保护体液，并配合利尿剂保持稳定的精神状态（尿量每天约 500 mL），使肺处于"干燥"状态，有利于消除肺水肿。液体管理的目标是提高心率并将氧气输送至冠状动脉末端。高渗晶体溶液可以在早期获得,而胶体溶液通常被忽略。对于低蛋白血症和 ARDS 患者,添加白蛋白和利尿剂等胶体溶液有助于改善水液平衡和改善氧合。如果限液后血压低,可以使用多巴胺和多巴酚丁胺等血管活性药物。

（五）营养支持

营养支持的目标不仅是治疗患者现有的营养不良,也是为了防止营养不良导致病情恶化。营养支持可通过肠道给药实现。如果可能的话,应该尽快从肠道中添加一些营养素,这样不仅可以减少液体的添加量,还可以降低胃的负荷,提高营养价值。

（六）加强医疗保健以预防并发症

如果可能,在重症监护室（ICU）密切关注患者的呼吸系统、心率、血压、尿液和血电解质含量,以纠正酸碱失衡和电解质失衡。注意预防呼吸道感染的发生,尽可能缩短治疗和机械通气的时间,并加强物理治疗,包括痰液吸取、帮助转体、辅助拍背等。大多数时间注意预防和治疗各种器官衰竭。

（七）其他处理

糖皮质激素、肺表面活性物质替代疗法和吸入性一氧化氮可能对 ALI 和 ARDS 有一定影响,但效果尚不清楚。不建议使用糖皮质激素来预防和治疗 ARDS。糖皮质激素不能预防 ARDS 的发生或用于 ARDS 的早期治疗。ARDS 患者使用糖皮质激素超过 14 d 可导致死亡率增加。如果出现感染性休克或 ARDS 患者有肾上腺皮质功能障碍,可以考虑注射糖皮质激素。肺表面活性物质可以改善氧合,但不能作为 ARDS 的现代治疗方法。

【急救护理】

在救治 ARDS 过程中,精心护理是抢救成功的重要环节。护士应做到及早发现病情,迅速协助医生采取有力的抢救措施。管理危重患者,处理各种材料,完成各种医疗程序,准备抢救和医疗设备,防止机械通气和气管切开的并发症。

（一）护理目标

（1）及早发现 ARDS 的迹象,及早有效地协助抢救。维持生命体征稳定,挽救患者生命。

（2）做好人工气道的管理,维持患者最佳气体交换,改善低氧血症,减少机械通气并发症。

（3）采取俯卧位通气护理,缓解肺部压迫,改善心脏的灌注。

（4）积极预防感染等各种并发症,提高救治成功率。

（5）加强基础护理,增加患者舒适感。

（6）减轻患者心理不适,使其合作、平静。

（二）护理措施

（1）及早发现病情变化:ARDS 通常在疾病或严重损伤的最初 24～48 h 后发生。首先,患者通常很快就出现呼吸困难。吸气期间肋间隙和锁骨上窝可能会凹陷,皮肤可能出现发绀的体征,这不能通过吸氧来改善。

护士发现上述情况要高度警惕,及时报告医生,进行动脉血气和胸部 X 射线等相关检查。当临床实践中考虑 ARDS 时,应立即采取积极治疗。如果没有呼吸机等相应的措施,应尽快转移到适当的医院。患者必须有全职医生和护士陪伴,并准备适当的抢救设备。氧气是必不可少的,如果有机械通气的迹象,可以在通气后移至其他医院。

（2）迅速连接监测仪,密切监护心率、心律、血压等生命体征,特别是呼吸频率、动脉血气和氧饱和度。患者意识和发绀的观察、末梢温度等。注意有无呕血、黑便等消化道出血的表现。

（3）氧疗和机械通气的护理:ARDS 治疗中最重要的问题是治疗顽固性缺氧,改善呼吸功能,赢得治疗基础疾病的方法,患者需要氧气治疗甚至机械通气。

严密监测患者呼吸情况及缺氧症状。如果仅通过面罩吸氧不足以控制氧气供应,则应提供机械氧气供应。首先,我们可以尝试使用负压通气,以激活面罩吸入的氧气,但它们通常需要机械通气来吸收氧气。遵医嘱给予高浓度氧气吸入或使用呼气末正压通气(positive end expiratory pressure,PEEP)并根据动脉血气分析值的变化调节氧浓度。

使用 PEEP 时应严密观察,防止患者出现气压伤。PEEP 是在呼气终末时给予气道以一恒定正压使之不能回复到大气压的水平。可以增加肺泡内压和功能残气量改善氧合,防止呼气使肺泡萎陷,增加气体分布和交换,减少肺内分流,从而提高 PaO_2。PEEP 可增加胸内压,干扰恢复,降低心率和血压,严重时甚至导致功能衰竭。此外,敏感性高、肺泡过度扩张和破裂可导致气胸。所以在护理中,注意使用 PEEP 时观察有无心率增快、突然胸痛、呼吸困难加重等相关症状,发现异常立即调节 PEEP 压力并报告医生处理。

帮助患者采取有利于呼吸的体位,如端坐位或高枕卧位。人工气道的管理有以下几方面。

1)适当处理气管插管,观察呼吸道是否能够通气,并以不同的速率比较两个肺之间的呼吸道声音。口腔导管应调整牙垫以避免呼吸被阻塞。应检查并记录所有变化,并查看主支气管的一侧是否脱垂或意外插入。基于手指可以插入的事实,必须以适当的张力调整套筒。

2)小心地给安全气囊充气。低气容易造成空气泄漏,过量的空气会侵入气管,导致气管食管瘘,最小通风量可用于减少故障。方法:用 10 mL 针头逐渐注入空气,直到喉咙和气管之间没有空气滞留。抽取 0.25 ~ 0.5 mL 气,直到压力达到最大值时出现少量空气,然后注入 0.25 ~ 0.5 mL 气。同时,安全气囊的容积为最小容积,安全气囊压力为最小关闭压力。观察呼吸道系统和心率是否较低,患者是否会说话。长期机械通气的患者应观察安全气囊是否损坏或泄漏。

3)开放气道,严格操作,及时记录。过多的操作会导致黏液分泌,吸痰首先吸入气道,然后是鼻子和嘴巴。吸痰前,测量气道总湿度,转动体位,并于气道注入氧气 3 min。吸痰管的最大外径不得超过气管内径的 1/2。迅速将吸痰管插入气管插管,感觉被排斥后,取出吸痰管 1 ~ 2 cm,将负压边缘转回并旋转试管测试位置。吸痰的时间不应超过 15 s,吸痰后,注意痰的颜色、性质和数量,以及患者心率、血压和血氧饱和度的变化。当呼吸不规律且呼吸困难时,立即停止痰液吸取并吸氧。

4)使用加湿加温仪器,根据患者需要添加盐酸氨溴索、异丙肾上腺素等,每天吸 3 次。令人满意的加湿结构是痰液稀薄,无泡沫,无附壁,可有效吸收。

5)呼吸机使用过程中注意电源插头要牢固,不要与其他仪器共用一个插座;机器外部要保持清洁,上端不可放置液体;开机使用期间定时倒掉管道及集水瓶内的积水,集水瓶安装要牢固;定时检查管道是否漏气、有无打折、压缩机工作是否正常。

(4)维持有效循环,维持出入液量轻度负平衡。循环支持治疗的目的是恢复和提供充分的全身灌注,保证组织的灌流和氧供,促进受损组织的恢复。在能保持酸碱平衡和肾功能前提下达到最低水平的血管内容量。①护士应迅速帮助完成该治疗目标。选择大血管,建立 2 个以上的静脉通道,正确补液,改善循环血容量不足。②严格记录出入量、每小时尿量。出入量管理的目标是在保证血容量、血压稳定前提下,24 h 出量大于入量 500 ~ 1 000 mL,利于肺内水肿液的消退。充分补充血容量后,护士遵医嘱给予利尿剂,消除肺水肿。观察患者对治疗的反应。

（5）俯卧位通气护理：在 75% 的 ARDS 患者中，从仰卧位改变为活动位可以改善氧合。这可能与血流的分布、背侧肺泡通气的发展及一些微弱肺泡的扩张有关，可达到"开肺"的效果。随着空气/血流比例的增加，氧合得到改善。然而，由于血流动力学不稳定、颅内压升高、脊髓损伤、出血、骨科手术、近期腹部手术、妊娠等因素影响体位受到限制。①患者发病 24~36 h 后取俯卧位，翻身前给予纯氧吸入 3 min。预留足够的管路长度，小心防止因过度拉出气管而受伤。②为了减少特殊行为对患者造成的不适，使用软枕头将头部垫在 15°~30°，让患者将双手放在枕头上，并将软枕头放在腰部、膝盖和脚踝上。每 1~2 h 更换一次软垫的位置，每 4 h 身体变化一次。③注意血压变化。活动位支架放置不当会引起腹痛，影响下静脉腔的恢复，导致低血压。如有必要，在改变姿势前增加氧气含量。④注意安全、防坠床。

（6）预防感染的护理：①注意严格无菌操作，每日更换气管插管切口敷料，保持局部清洁干燥，预防或消除继发感染。②加强口腔及皮肤护理，以防护理不当而加重呼吸道感染及发生压疮。③密切观察体温变化，注意呼吸道分泌物的情况。

（7）心理护理，减轻恐惧，增加心理舒适度：①评估患者的焦虑程度，指导患者学会自我调整心理状态，调控不良情绪。主要介绍患者的周围环境，解释治疗方法，解释呼吸机制，监测和告知呼吸铃，并试图消除患者的紧张情绪。②描述患者的病情状态，为患者的并发症提供清晰、有效的信息，消除焦虑和抑郁。③护理患者时保持冷静和耐心，表现出自信和镇静。④如果患者由于呼吸困难或人工通气不能讲话，可提供纸笔或以手势与患者交流。⑤加强巡视，了解患者的需要，帮助患者解决问题。⑥帮助和指导患者及其家人进行休息治疗、按摩等。

（8）营养护理：ARDS 患者处于高代谢状态，他们应该随着时间的推移增加热量、蛋白质。能量的摄取既应满足代谢的需要,又应避免糖类的摄取过多,蛋白摄取量一般为每天 1.2～1.5 g/kg。

尽早采用肠内营养,协助患者取半卧位,充盈气囊,证实胃管在胃内后,用加温器和输液泵匀速泵入营养液。若有肠鸣音消失或胃潴留,暂停鼻饲,给予胃肠减压。一般留置 5～7 d 后拔除,更换到对侧鼻孔,以减少鼻窦炎的发生。

(三)健康指导

在疾病的不同阶段,根据患者的文化程度做好有关知识的宣传和教育,让患者了解病情的变化过程。

(1)给患者一个舒适、安静的环境来放松,让他们正常睡眠,讲解由仰卧位改变为俯卧位的意义,尽可能减少特殊体位给患者带来的不适。

(2)向患者解释咳嗽、咳痰的重要性,指导患者掌握有效咳痰的方法,鼓励并协助患者咳嗽,排痰。

(3)指导患者自己观察病情变化,如有不适及时通知医护人员。

(4)嘱患者严格按医嘱用药,按时吃药。不要随意添加或减去药物。在给药期间,需密切观察患者用药后反应,以指导用药剂量。

(5)建议患者出院后休息。工作、活动应该是循序渐进的,并注意劳逸结合。此外,患者患病后生活的变化需要家人的参与和支持,这有助于为患者创造健康的身心环境。出院后 1 个月内来院复查 1～2 次,出现情况随时来院复查。

第二节　重症哮喘

【病因机制】

（一）病因

哮喘的病因尚不清楚，可能受遗传和环境因素的影响。

（二）发病机制

哮喘的发病机制尚不清楚，可能是免疫系统、神经机制和气道高反应性之间的相互作用，目前，严重哮喘的主要特征因素如下。

1. 长期基础疾病

疾病的长期存在可能会持续产生抗原和抗体、气道炎症、呼吸高反应性和支气管痉挛。在此基础上，支气管黏膜充血水肿，大量痰液分泌并形成痰液，阻塞气道产生炎症。

2. 呼吸系统疾病

细菌和支原体可导致支气管黏膜凝固和肿胀，分泌物增多和血肿；一些微生物及其代谢产物也可能作为免疫系统的抗原，从而引起呼吸道疾病。

3. 滥用糖皮质激素

长期使用糖皮质激素通常会限制下丘脑-垂体-肾上腺的功能。突然减少或消除糖皮质激素可增加哮喘的发病率。

4. 脱水、痰液浓度和电解质异常

哮喘期间，呼吸道中的水分增加，过度出汗会导致脱水。黏稠的痰不容易咳出，它会阻塞大小气道，引起严重的功能障碍。同时，缺氧可能会增加厌氧菌，增加酸性代谢产物，并与代谢性酸中毒合并，导致更严重的并发症。

5.心理健康

心理因素通过影响中枢神经系统、内分泌系统和免疫系统而导致哮喘,这对增加支气管哮喘的风险和死亡至关重要。

【病理】

哮喘、慢性支气管炎和阻塞使黏液增大甚至形成呼吸道扩张导致吸气和呼气期间肺功能增强、气道容积小、肺泡过度呼吸、呼吸增加、肺功能紊乱、增加肺源性心率增快,增加能量消耗,小气道阻塞、肺泡数量增加过多、邻近区域的动脉压降低、导致肺泡通气/血流(V/Q)比例不足,大多数患者都有低氧血症。大多数患者呼吸过度,$PaCO_2$下降。如果 $PaCO_2$ 是静止的或升高的,应该关注是否存在呼吸衰竭。在严重哮喘患者中,如果不迅速清除气道,潮气量将缓慢下降,最终会发生呼吸衰竭。哮喘经常发作,可能会出现血液循环异常。

【体征表现】

1.症状

哮喘患者常有严重的呼吸问题。他们被迫坐着或直立呼吸,咳嗽或咳大量黏液,有不能说话、颤抖、担心、恐惧和流汗的症状。

2.体征

大多数患者呼吸急促,呼吸加快(>30 次/min),可能有三凹征。当心率增加(>120 次/min)时,血压降低。有些患者胸部运动异常,意识不清,甚至昏迷。

【诊断】

1.哮喘的诊断

(1)反复喘息、气短、胸闷或咳嗽通常与过敏、寒冷、物理和化学因素、上呼吸道感染和运动有关。

(2)在发作停留期间,可以在双肺中听到异常声音,通常为哮鸣音。

（3）以上症状和体征可以通过医疗或自我护理来解决。

（4）排除其他疾病引起的喘息、气短、胸闷和咳嗽。

（5）有非典型临床症状的人（如果没有明显的喘息或体征）应至少采取以下措施之一：①支气管诊断阳性。②支气管舒张试验阳性。③如果满足（1）～（4）或（4）～（5）的要求，则可检测哮喘存在的可能。

2. 哮喘的分期和分级

根据诊断，哮喘可分为急性期、慢性期和长期治疗期。严重发作是指突发性哮喘、呼吸急促、咳嗽、胸闷等症状，或旧症状增加，通常伴有呼吸急促，通常由气流减少引起，主要由过敏、刺激或过度呼吸引起，采取必要措施，可有一定的缓解。

【急救护理】

（一）护理目标

（1）及早发现哮喘先兆，保障最佳治疗时机，终止发作。

（2）尽快解除呼吸道阻塞，纠正缺氧，挽救患者生命。

（3）减轻患者身体、心理的不适及痛苦。

（4）提高患者的活动能力，提高生活质量。

（5）健康指导，提高自护能力，减少复发，维护肺功能。

（二）护理措施

（1）院前急救时的护理：①首先做好出诊前的评估。接到出诊联系电话时询问患者的基本情况，做出预测评估及相应的准备。除备常规急救药外，需备短效的糖皮质激素及 β 受体激动剂（气雾剂）、氨茶碱等。做好机械通气的准备，救护车上的呼吸机调好参数，准备吸氧面罩。②到达现场后，迅速评估病情及周围环境，判断是否有诱发因素。简单询问相关病史，评估病情。立即监测生命体征、意识状态的情况，发生呼吸、心搏骤停时立即配合医生进行心肺复苏,建立人工气道进行机械辅助通气。尽快解除呼吸道阻塞,及时纠正缺氧是抢救患者的关键。给予氧气吸入,面罩或者用高频呼吸机通气吸氧。遵医嘱立即帮助患者吸入糖皮质激素和β受体激动剂定量气雾剂,氨茶碱缓慢静脉滴注,肾上腺素 0.25~0.5 mg 皮下注射,30 min 后可重复 1 次。迅速建立静脉通道。固定好吸氧、输液管,保持通畅。重症哮喘病情危急,严重缺氧导致极其恐惧、烦躁,护士要鼓励患者,端坐体位做好固定,扣紧安全带,锁定担架平车与救护车定位把手,并在旁扶持。运送途中,密切监护患者的呼吸频率及节律、血氧饱和度、血压、心率、意识的变化,观察用药反应。

(2)到达医院后,帮助患者取坐位或半卧位,放移动托板,使其身体伏于其上,利于通气和减少疲劳。立即连接吸氧装置,调好氧流量。检查静脉通道是否通畅。备吸痰器、气管插管、呼吸机、抢救药物、除颤器。连接监护仪,监测呼吸、心电、血压等生命体征。观察患者的意识、呼吸频率、哮鸣音高低变化。一般哮喘发作时,两肺布满高调哮鸣音,但重危哮喘患者,因呼吸肌疲劳和小气道广泛痉挛,使肺内气体流速减慢,哮鸣音微弱,出现"沉默胸",提示病情危重。护士应识别病情变化,并报告医生纠正异常。

(3)迅速收集病史、以往药物服用情况,评估哮喘程度。如果哮喘发作经数小时积极治疗后病情仍不能控制,或急剧进展,即为重症哮喘,此时病情不稳定,可危及生命,需要加强监护、治疗。

(4)确保气道通畅,维护有效排痰、保持呼吸道通畅是急重症哮喘的护理重点。①哮喘发作时,支气管黏膜充血水肿,腺体分泌亢进,合并感染更重,产生大量痰液。而此时患者因呼吸急促、喘息,呼吸道水分丢失,致使痰液黏稠不易咳出,大量黏痰形成痰栓阻塞气管、支气管,导致严重气道阻塞,加上气道痉挛,气道内压力明显增加,加重喘息及感染。因此必须注意补充水分、湿化气道,积极排痰,保持呼吸道通畅。②按时协助患者翻身、叩背,加强体位引流;雾化吸入,湿化气道,稀释痰液,防止痰栓形成。采用小剂量、短时间、间歇雾化方式,湿化时密切观察患者呼吸状态,发现喘息加重、血氧饱和度下降等异常立即停止雾化。床边备吸痰器,防止痰液松解后大量涌出导致窒息。吸痰时动作轻柔、准确,吸力和深度适当,尽量减少刺激并达到有效吸引。每次吸痰时间不超过15 s,该过程中注意观察患者的面色、呼吸、血氧饱和度、血压及心率的变化。严格无菌操作,避免交叉感染。

(5)氧浓度监测护理:①氧治疗的过程、监测和流程应根据当前情况和血液质量监测结果进行。一般情况下,吸氧使用鼻导管,氧气流速为 4 ~ 6 L/min;潴留二氧化碳时,氧气含量为 2 ~ 4 L/min;低氧血症发生时,使用面罩吸氧,氧气流速为 6 ~ 10 L/min。经过吸氧和药物治疗病情不缓解,低氧血症和二氧化碳潴留加剧时进行气管插管呼吸机辅助通气。同时,必须安装呼吸器和气道控制系统以预防医源性疾病,并且必须及时有效地操作吸取痰液和湿化。气管插管患者吸痰前后均应吸入纯氧 3 ~ 5 min。②吸氧治疗时,观察呼吸窘迫有无缓解,意识状况,末梢皮肤黏膜颜色、湿度等,定时监测血气分析。高浓度吸氧(>60%)持续 6 h 以上时应注意有无烦躁、情绪激动、呼吸困难加重等中毒症状。

(6)药物治疗的护理:终止哮喘持续发作的药物根据其作用机制可分为具有抗炎作用和缓解症状作用两大类,管理方法包括吸入、输注和口服药物。①可吸入药物的护理:局部免疫功能强,直接影响呼吸功能,吸入剂量低,全身性不良反应较少。剂型有气雾剂、干粉和溶液。护士指导患者正确吸入药物。先嘱患者将气呼尽,然后开始深吸气,同时喷出药液,吸气后屏气数秒,再慢慢呼出。吸入类型的药物在口腔和咽部有局部副作用,包括炎症、咽部不适和菌种感染。吸入后,患者必须按时用水清洁口腔和咽部。密切观察用药效果和不良反应,严格掌握吸入剂量。②静脉给药的护理:经静脉用药有糖皮质激素、茶碱类及 β 受体激动剂。护士要熟练掌握常用静脉注射平喘药物的药理学、药代动力学、药物的不良反应、使用方法及注意事项,严格执行医嘱的用药剂量、浓度和给药速度,合理安排输液顺序。保持静脉通路畅通,药液无外渗,确保药液在规定时间内输入。观察治疗反应,监测呼吸频率、节律、血氧饱和度、心率、心律和哮喘症状的变化等。应用拟肾上腺素和茶碱类药物时应注意观察有无心律失常、心动过速、血压升高、肌肉震颤、抽搐、恶心、呕吐等不良反应,严格控制输入速度,及时反馈病情变化,供医生及时调整医嘱,保持药物剂量适当;应用大剂量糖皮质激素类药物应观察是否有消化道出血或水钠潴留、低钾性碱中毒等表现,发现后及时通知医师处理。③口服给药:重度哮喘吸入大剂量激素治疗无效的患者应早期口服糖皮质激素,一般情况下,使用半衰期短的糖皮质激素,如泼尼松、泼尼松龙或甲基泼尼松。每次服药护士应协助,看患者服下,防止漏服或服用时间不恰当。正确的服用方法是每日或隔日清晨顿服,降低外源性激素对垂体-肾上腺轴的抑制作用。

(7)并发症的观察和护理:重危哮喘患者主要并发症是气胸、皮下气肿、纵隔气肿、心律失常、心功能不全等,发生时间主要在发病48 h内,尤其是前24 h。在入院早期要特别注意观察,尤应注意应用呼吸机治疗者及入院前有肺气肿和(或)肺心病的重症哮喘患者。①气胸。气胸是发生率最高的并发症。气胸发生的征象是清醒患者突感呼吸困难加重、胸痛、烦躁不安,血氧饱和度降低。由于胸内压增加,使用呼吸机时机器报警。护士此时要注意观察有无气管移位,血流动力学是否稳定等,并立即报告医生处理。②皮下气肿。一般发生在颈胸部,重者可累及腹部。表现为颈胸部肿胀,触诊有握雪感或捻发感。单纯皮下气肿一般对患者影响较轻,但是皮下气肿多来自气胸或纵隔气肿,如处理不及时可危及生命。③纵隔气肿。纵隔气肿是最严重的并发症,可直接影响循环系统,导致血压下降、心律失常,甚至心搏骤停,短时间内导致患者死亡。发现皮下气肿,同时有血压、心律的明显改变,应考虑到纵隔气肿的可能,立即报告医生急救处理。④心律失常。患者存在的低氧及高碳酸血症、氨茶碱过量、电解质紊乱、胸部并发症等,均可导致各种早搏、快速心房纤颤、室上速等心律失常。发现新出现的心律失常或原有心律失常加重,要针对性地观察是否存在上述原因,做出相应的护理并报告医生处理。

(8)出入量管理:急重症哮喘发作时因张口呼吸、大量出汗等原因容易导致脱水、痰液黏稠不易咳出,必须严格出入量管理,为治疗提供准确依据。监测尿量,必要时留置导尿,准确记录 24 h 出入量及每小时尿量,观察出汗情况、皮肤弹性,若尿量少于 30 mL/h,应通知医生处理。意识清醒者,鼓励饮水。对口服不足及意识不清者,经静脉补充水分,一般每日补液 2 500 ~ 3 000 mL,根据患者的心功能状态调整滴速,避免诱发心力衰竭、急性肺水肿。在补充水分的同时应严密监测血清电解质,及时补充纠正,保持酸碱平衡。

(9)基础护理:哮喘发作时,患者生活不能自理,护士要做好各项基础护理。尽量维护患者的舒适感。①保持病室空气新鲜流通,温度(18 ~ 22 ℃)、相对湿度(50% ~ 60%)适宜,避免寒冷、潮湿、异味。注意保暖,避免受凉感冒。室内不摆放花草,整理床铺时防止尘埃飞扬。护理操作尽量集中进行,保障患者休息。②帮助患者取舒适的半卧位和坐位,适当用靠垫等维持,减轻患者体力。每日 3 次进行常规口腔、鼻腔清洁护理,有利于呼吸道通畅,预防感染并发症。口唇干燥时涂液状石蜡。③保持床铺清洁、干燥、平整。对意识障碍加强皮肤护理,保持皮肤清洁、干燥,及时擦干汗液,更换衣服,每 2 h 翻身 1 次,避免局部皮肤长期受压。协助床上排泄,提供安全空间,尊重患者,及时清理污物并清洗会阴。

（10）安全护理:为意识不清、烦躁的患者提供保护性措施,使用床档,防止坠床摔伤。哮喘发作时,患者常采取强迫坐位,给予舒适的支撑物,如移动餐桌、升降架等。哮喘缓解后,协助患者侧卧位休息。

（11）饮食护理:给予高热量、高维生素、易消化的流质食物,病情好转后改半流质、普通饮食。避免产气、辛辣、刺激性食物及容易引起过敏的食物,如鱼、虾等。

（12）心理护理:严重缺氧时患者异常痛苦,有窒息和濒死感,患者均存在不同程度的焦虑、烦躁或恐惧,后者诱发或加重哮喘,形成恶性循环。护士应主动与患者沟通,提供细致护理,给患者精神安慰及心理支持,说明良好的情绪能促进缓解哮喘,帮助患者控制情绪。

（13）健康教育:为了有效控制哮喘发作、防止病情恶化,必需提高患者的自我护理能力,并且鼓励亲属参与教育计划,使其准确了解患者的需求,能提供更合适的帮助。患者经历自我处理成功的体验后会增加控制哮喘的信心,改善生活质量,提高治疗依从性。具体内容主要有:哮喘相关知识,包括支气管哮喘的诱因、前驱症状、发作时的简单处理、用药等;自我护理技能的培养,包括气雾剂的使用、正确使用峰流速仪监测、合理安排日常生活和定期复查等。

1）指导环境。控制识别致敏源和刺激物,如宠物、花粉、油漆、皮毛、灰尘、吸烟、刺激性气体等,尽量减少与之接触。居室或工作学习的场所要保持清洁,常通风。

2）呼吸训练。指导患者正确的腹式呼吸法、轻咳排痰法及缩唇式呼吸等,保证哮喘发作时能有效地呼吸。

3）病情监护指导。指导患者自我检测病情,每天用袖珍式峰流速仪监测最大呼出气流速,并进行评定和记录。急性发作前的征兆有:使用短效 β 受体激动剂次数增加、早晨呼气峰流速下降、夜间苏醒次数增加或不能入睡,夜间症状严重等。一旦有上述征象,及时复诊。嘱患者随身携带止喘气雾剂,一出现哮喘先兆时立即吸入,同时保持平静。通过指导患者及照护者掌握哮喘急性发作的先兆和处理常识,把握好急性加重前的治疗时间窗,一旦发生时能采取正确的方式进行自救和就医,避免病情恶化或争取抢救时间。

4)指导患者严格遵医嘱服药。指导患者应在医生指导下坚持长期、规则、按时服药,向患者及照护者讲明各种药物的不良反应及服用时注意事项,指导其加强病情观察。如疗效不佳或出现严重不良反应时立即与医生联系,不能随意更改药物种类、增减剂量或擅自停药。

5)指导患者适当锻炼。保持情绪稳定在缓解期可做医疗体操、呼吸训练、打太极拳等,戒烟,减少对气管的刺激。避免情绪激动、精神紧张和过度疲劳,保持愉快情绪。

6)指导个人卫生和营养。细菌和病毒感染是哮喘发作的常见诱因。哮喘患者应注意与流感者隔离,定期注射流感疫苗,预防呼吸道感染。保持良好的营养状态,增强抗感染的能力。胃肠道反流可诱发哮喘发作,睡前 3 h 禁饮食、抬高枕头可预防。

第三节　急性肺血栓栓塞

肺栓塞是一组疾病或临床的总称。其疾病是由各种栓塞、阻塞性肺部疾病引起的,包括肺血栓栓塞、脂肪栓塞综合征、羊水栓塞、空气栓塞等。其中,肺血栓栓塞占肺栓塞的大多数。这种疾病现在并不罕见,发病率逐年上升,死亡率不断上升。然而,在临床实践中很容易漏诊或误诊。如果早期诊断和治疗,生存甚至康复的前景很高。

肺血栓栓塞是一种由冠状动脉病变形成引起的疾病,阻塞了肺动脉或其分支。肺循环和呼吸衰竭具有重要的临床和病理生理意义。血栓形成引起的肺血栓栓塞通常由深静脉血栓形成引起。

当肺血栓栓塞导致多种肺部疾病时,它可能会导致肺功能损伤,在某种程度上会导致心功能恶化、心力衰竭和心脏病。

【病理生理】

血栓诱导的血栓栓塞可由下腔静脉、上腔静脉或右静脉引起,主要由小腿深静脉引起,尤其是从腘动脉末端至髂动脉段下腔静脉深度。肺血栓栓塞症中血栓的大小非常不同,可以是一个或多个,一般来说,多部位或双侧血栓栓塞更为常见。

1. 对周期的影响

在肺动脉及其分支被栓子阻塞到一定程度后,机械干扰、神经体液因素和缺氧导致的肺动脉狭窄可增加对肺损伤的抵抗力,导致肺部疾病,进而导致右心室扩张和右心衰竭。右心扩张导致左室间隔移位,导致左心室的功能降低,导致心输出量减少、低血压或休克;主动脉内低血压和右心房压力升高可降低动脉压和心肌血流,尤其是右心室心内膜下心肌低灌注。

2. 对呼吸的影响

肺栓塞后,不仅血流动力学发生变化,栓塞部位的肺血流也减少,负肺泡腔体积增加;肺血流分布和通气/血流比例不足;神经体液因素引起的支气管痉挛;肺表面活性物质分泌减少、肺泡塌陷、呼吸面积减少、呼吸频率降低、低氧血症和低碳酸血症等都可能出现。

【风险因素】

肺血栓栓塞的危险因素包括可导致冠状动脉狭窄、内皮细胞损伤和血液高凝的所有因素。第一种风险是由基因突变引起的,次要风险包括受伤、重伤、手术、癌症、口服避孕药、心力衰竭、心房颤动或因各种原因过度睡眠、过久乘坐飞机或公交车及老年多发疾病。上述风险可能独立存在,也可能同时存在。年龄可以被视为一个独立的风险,肺血栓栓塞的发生率随着年龄的增长而增加。

【特点】

临床血栓栓塞的严重程度差异很大,从无症状到血流动力学不稳定,甚至猝死,取决于栓塞的大小和数量、肺栓塞的程度、发作的严重程度及栓塞前的心肺事件。肺血栓栓塞的临床症状也多种多样。不同的患者通常有不同的症状,但没有特异性。

【辅助检查】

1.动脉血气分析

主要表现为低氧血症、低碳酸血症和肺泡动脉氧分压升高。一些患者可能有类似正常的结果。

2.心电图测试

患者常有心电图异常。

3.血液D-二聚体试验

D-二聚体是交联纤维蛋白在纤溶系统作用下的可溶性降解产物。这有助于排除肺血栓栓塞的诊断。如果其含量小于 500 μg/L,可排除肺血栓栓塞。

4.X射线胸部

胸部 X 射线诊断通常不正常,但没有清楚的指向性,可以发现:①肺纤维化的局部特征是薄的、延伸的或消失的,肺纤维化的透明度增加。②肺部有局部阴影。阴影为肺门结节、肺不张或扩大。③下腔静脉、肺动脉和肺栓塞的扩张或不连续病变。④侧面横膈面增加。⑤轻度至中度胸腔积液征等。肺栓塞不能仅通过胸部 X 射线诊断或确定,但它在揭示疑似肺栓塞的准确性和排除其他疾病方面起着重要作用。

5.超声心动图

超声心动图是一种临床上无创诊断技术,为肺血栓栓塞的诊断提供了重要线索。它不仅可以检测和分类其他心血管疾病,还可以检测肺栓塞患者的肺栓塞迹象、右心室压力负荷和心血管疾病,提示或怀疑肺栓塞。如果在右心房或右心室发现血栓,且患者的临床表现与肺栓塞一致,则可做出诊断。超声有时可以通过定位肺动脉附近的血栓来确认诊断。

6.放射性核素肺通气/灌注扫描(V/Q 图像)

这对肺血栓栓塞的诊断非常重要。症状是肺损伤治疗的周期性分布,这与通气不相容。然而,由于许多疾病会同时影响患者的通气和血流,因此更难确定适当的通气效果,应结合临床实践。通过呼吸/灌注成像诊断肺栓塞可分为高频、中频、低发病率和正常发病率。如果图像显示为中等容量和低等容量,则应进行其他测试以确保诊断。

7.螺旋 CT 和电子束 CT 血管造影(CTPA)

由于电子束 CT 血管造影既简单又方便,现在在临床中它是诊断肺栓塞的较好方法。这种诊断方法可以检测到部分肺栓塞的栓塞,是诊断肺栓塞的有效方法,但 CT 对亚段性肺栓塞的诊断价值较低。直接征兆是一种罕见的肺静脉状况,部分或完全被不透明的血液包裹,或显示进行性缺陷。远端血管混浊的直接征兆包括肺区域、高视力或低视力区域、肺动脉中心的肺边缘样外观,以及远端血管分支的减少或丢失。CT 扫描还可以显示肺部状况和其他肺部疾病。电子束 CT 的快速扫描可以避免由心率和呼吸引起的许多伪影。

8.肺动脉造影

肺动脉造影是诊断肺栓塞的"金标准"。这是一种有创伤性而昂贵的操作,死亡或重病发生率分别为 0.1% 和 1.5%,应严格控制使用。

【诊断】

肺血栓栓塞的诊断可分为 3 个步骤:特异性检测→诊断→去除病因。

1. 根据临床表现怀疑肺血栓栓塞

(1)处于危险中的患者,尤其是处于各种危险因素的患者,应该对诊断有很好的了解。

(2)结合症状和表现,尤其是在有风险的患者中,呼吸衰竭、胸痛、晕厥和休克,或单侧或双侧不对称小腿炎症等,都需要重视。

(3)结合心电图、X 射线胸片、冠状动脉监测、D-二聚体检测和下腔静脉深层超声心动图。

2. 准备进一步分析疑似肺栓塞的患者,以确认肺栓塞的诊断

(1)放射性核素肺通气/灌注扫描。

(2)CT 肺动脉造影(CTPA)。

(3)肺动脉造影。

3. 分析肺血栓栓塞的原因和危险因素

只要怀疑有肺血栓栓塞,就必须确定是否存在深静脉血栓栓塞,安排相关检查,尽可能找出风险,并有效评估预防或治疗。

【急性处理】

慢性血栓栓塞伴剧烈疼痛应积极抢救。

(一)一般治疗

(1)应仔细观察呼吸、心率、血压、心电图和血气分析的变化。

(2)卧床休息是必要的,不要跷腿,避免移动,大便保持顺畅。

(3)症状治疗:焦虑和恐慌的人可以给予适当的心理治疗和镇静药物;胸痛时,可皮下注射吗啡 5 ~ 10 mg。如果发生无意识、神经系统症状和呼吸衰竭,请勿使用。为发热或咳嗽的人提供治疗和缓解症状。

(二)呼吸和循环支持

对于低氧血症患者,提供吸氧。一般来说,可以通过鼻或呼吸机通过气管进行自动呼吸。气管切开术应避免在预防或溶栓期间实施,如必要需进行血压控制。

右心室功能障碍、心输出量减少和血压正常的患者可以使用多巴酚丁胺和多巴胺治疗。对于休克患者,可增加剂量或使用其他血管加压药物,如间羟胺、肾上腺素等。可以根据血压调节剂量,将血压控制在 12.0/8.0 kPa 以上。对于明显支气管痉挛者,必要时应注射 0.25 g 氨茶碱和地塞米松,并积极采取溶栓和抗凝治疗。

(三)溶栓治疗

它可以增加胃肠动力,恢复肺功能,改善心脏功能,降低死亡率。溶栓时间为 14 d。溶栓最适合大面积肺栓塞患者;对于重症肺炎患者,可进行溶栓治疗,无并发症。血栓溶解不适用于高血压和右心室运动功能患者。

1. 溶栓治疗

(1)绝对禁忌:贫血,近期有出血性疾病的发病率高。

(2)2 周内主要手术、分娩、器官移植或活动性出血;2 个月内缺血性中风;10 d 内胃肠道出血;15 d 内严重内外伤;1 个月内的神经外科和眼科手术;难以控制的出血;最近进行了心肺复苏;血小板计数低于 $100×10^9$/L;怀孕;细菌性心内膜炎和出血性疾病;肝肾衰竭等都属于相对禁忌。

对于大面积肺血栓栓塞,由于其潜在的生命威胁,可以降低标准进行溶栓。

2. 常用方案

(1)尿激酶 2 h 法,尿激酶 20 000 U/kg 加入 0.9%氯化钠注射液 100 mL 持续静脉滴注 2 h。

(2)尿激酶 12 h 法,尿激酶负荷量 4 400 U/kg,加入 0.9%氯化钠注射液 20 mL 静脉注射 10 min，随后以 2 200 U/(kg·h)加入 0.9%氯化钠注射液 250 mL 持续静脉滴注 12 h。

（3）将 50 mg 组织纤溶酶原激活剂加入 50 mL 水中，静脉滴注 2 h。尿激酶溶栓过程中不应使用肝素。溶栓治疗结束后，应每隔 2～4 h 测量一次部分凝血活酶时间。当水平低于正常水平的两倍时，应启动肝素治疗标准。

3. 溶栓治疗的主要问题是出血

为了防止出血的发生或在出血过程中及时治疗，使用前应充分评估出血风险，必要时应做好输血准备。溶栓前应保留外周动脉套管针，以便于溶栓过程中的血液测试和检查。

（四）抗凝

抗凝治疗可以预防血栓复发，是肺栓塞和深静脉血栓形成的基本治疗方法。最常用的抗凝剂是普通肝素、低分子肝素和华法林。

1. 肝素

采用静脉滴注和皮下注射。连续注射：先注射 80 U/kg（或 1 000～5 000 U），然后连续注射 18 U/(kg·h)。在第一次治疗后的前24 h，每 4～6 h 测量一次活化部分凝血活酶时间（APTT）。APTT 为肝素剂量改变的标准，使 APTT 尽快达到并保持正常值的 1.5～2.5 倍。

2. 低分子肝素

使用皮下注射，药物应该根据体重，每天使用 1～2 次。大多数患者不需要 APTT 测试和剂量调整。

3. 华法林

使用肝素或低分子肝素后 24～48 h 添加口服抗凝剂华法林。第 1 次剂量为 3.0～5.0 mg/d。华法林应与肝素一起使用至少 4～5 d，因为完成总剂量需要几天。当连续两天测量的国际标准率（INR）达到 2.5%（2.0%～3.0%），或凝血酶原时间（PT）从 1.5 倍延长至 2.5 倍时,可以停止使用肝素或低分子肝素,单独口服华法林。华法林剂量应根据 INR 或 PT 确定。在达到治疗水平之前,应每天测量 INR,然后每周监测 2~3 次,持续 2 周,然后根据 INR 的稳定性每周监测一次或更少。在长期治疗期间,每 4 周测量一次 INR,并调整华法林的剂量。

（五）深静脉血栓形成的治疗

70%~90% 的肺栓塞是由深静脉,尤其是下肢静脉的血栓排出引起的。治疗包括放松、肢体抬高、溶栓（疼痛阶段）、抗凝、免疫和抗血小板聚集。为了防止血栓脱落引起的肺栓塞复发,可以在下腔静脉安装过滤器,同时进行抗凝治疗。

（六）手术治疗

肺动脉血栓切除术适用于以下方面。

（1）肺栓塞,大肺血管或分支破裂,无肺栓塞（尽可能通过血管造影确认）。

（2）溶栓禁忌证。

（3）溶栓和其他积极治疗无效的患者。

【急救护理】

（一）基本医疗照护

为了防止栓子脱落,患者应卧床 2 周。如果已确认肺栓塞的位置,应采取不影响健康的措施,避免突然的身体变化和移动患者。86% 的肺栓塞来自深静脉栓塞的下肢,而 51% 的深静脉栓塞者有肺栓塞。因此,肺栓塞发病率较高的人群应注意预防肺栓塞。将受影响的分支抬高至高于肺 20~30 cm。注意发绀、肿胀、发冷、麻木等症状的四肢皮肤,当发现时,必须及时报告医生。严禁挤压、按摩、针刺受影响的分支血脉,以防止血栓脱落并再次引起肺栓塞。嘱患者多吃蛋白质、高维生素、易消化食物,多喝水以通便,避免便秘、咳嗽、腹痛,影响下肢血液供应。

(二)呼吸护理

89%的患者有低氧血症。给予 5～10 L/min 的吸氧,并用内部面罩或氧气储备面罩来供氧,这不仅可以消除鼻腔通氧患者因暴露于高含氧量而引起的不适,还可以提供高含氧。注意根据血氧饱和度指数或血气监测结果调整含氧量。对于痰液黏稠且难以咳嗽的成年人,应在 15 mg 盐酸氨溴索中添加 2 mL 苏打水,每天两次,稀释痰液以减少咳嗽。如有必要,可以进行吸痰,注意吸出物的剂量、颜色、气味和位置。稳定呼吸后,让患者深呼吸以尽快扩张肺部。

(三)临床症状护理

肺栓塞的临床特征多种多样且未知。据报道,胸痛、咯血和呼吸衰竭的比例不到总数的 1/3。胸痛、呼吸困难、晕厥、咯血和胸痛可能是肺栓塞的主要症状。因此,除了询问当前病史外,护士还应熟悉患者的基本疾病。肺栓塞风险的因素包括静脉血栓形成、静脉炎、血液黏度增加、高凝状态、肿瘤、术后长时间休息、长期使用皮质类固醇等。治疗后,观察发绀、胸痛、呼吸困难、胸痛等症状是否改善。

(四)关键指标维护

继续多参数监测并专人关注。每隔 15～30 min 写一次记录。注意心率、血氧饱和度、血压和呼吸的变化。如果有任何异常,请报告医生。

(五)溶栓和抗凝老化

针对肺栓塞,最好的方法是使用溶栓和抗凝治疗重新打开栓塞动脉,控制血流,及时减少并发症。溶栓治疗最常见的并发症是出血,平均为 5%～7%,死亡率约为 1%。因此,有必要观察是否有足够的血液供应,特别是在皮肤、痰液、牙龈和穿刺区域,以及是否有咯血、吐血和便血等不良反应。观察患者心率的变化,建议医生在患者头痛和呕吐时进行治疗。当心脏和脑出血时,溶栓期间,应准备除颤器和利多卡因等各种抢救装置,以防止溶栓后再生,以及栓子随血流进入动脉,导致再灌注心律失常。用药期间应监测凝血时间和凝血酶原时间。

（六）心理健康护理

胸痛和呼吸困难给患者带来焦虑和恐惧,也会导致心脏病等死亡威胁。据报道,过度思考也可能导致更多的栓塞,因此患者应耐心应对压力。尽量帮助患者适应环境,接受患者的疾病表现,并为患者描述治疗的目的、要求和方法,使他们能够实现更好的诊断和治疗,减少并发症和焦虑,及时获得家庭成员之间的理解和合作。教育和加强心理支持,采取心理指导和培训,帮助患者建立信心并配合医疗计划。

第四节　重症病毒性肝炎

【诊断】

（一）病因

本病病原体为各型肝炎病毒。肝炎病毒与机体的免疫反应都与本病的发病有关。发病多有诱因,如急性肝炎起病后未适当休息、治疗、嗜酒或服用损害肝脏药物、妊娠或合并感染等。

（二）诊断要点

1.病史

肝炎和慢性肝炎患者有恶心、呕吐和胃痛等胃肠道症状。肝功能严重损害,特别是黄疸急骤加深,血清总胆红素>171 μmol/L 或每天上升幅度>17 μmol/L。当胆红素升高时,转氨酶活性降低,表明存在"胆汁酶分离"现象。凝血酶原活性≤40%,包括肝性脑病、出血、腹水等。应注意急性肝炎、亚急性肝炎和慢性肝炎之间的差异,发病 10 d 以内出现的重型肝炎是急性重型肝炎,其特点为肝性脑病出现早、肝浊音界缩小较明显。发病 10 d 至 8 周出现的重型肝炎为亚急性重型肝炎,临床表现主要包括胃肠道症状、黄疸、水肿和腹水,可能有肝性脑病。慢性肝炎是基于肝炎或肝硬化的发生发展而来的,肝浊音界没有明显减少,病程通常更长。

2.危重分析

(1)大脑功能的即时变化,即肝性脑病的变化,从轻微的心理和行为变化到肝脏损伤,甚至神志障碍、昏迷。

(2)患者在短期内,脸色逐渐苍白,胆固醇或胆碱酯酶明显下降。

(3)腹胀明显,腹痛、腹水明显增多,尿量减少。

(4)凝血酶原活性显著降低,伴有明显的血流或弥散性血管内凝血(DIC)。

(5)出现严重并发症,如感染和肝肾综合征。

(三)鉴别诊断

1.药物和肝毒性毒素引起的严重肝炎

该病毒必须有化学物质和毒素的历史,如抗结核、磺胺类药物、抗生素(酮康唑)等,中药苦楝子、雷公藤、黄药子也可能带有毒素累计。毒物中毒还包括蘑菇中毒、蛇中毒等。

2.孕期脂肪肝

这种疾病通常发生在第一个胎儿身上。在妊娠晚期,我们可以通过 B 超看到肝脏明显异变,出现上腹部疼痛、频繁呕吐、皮肤苍白、出血、意识模糊、便秘等。

【治疗】

(一)治疗原则

主要是综合治疗,包括促进治疗、预防肝坏死、改善肝功能、促进肝再生,预防出血、肝性脑病、肝肾综合征等并发症问题。

(二)常规治疗

1.一般支持疗法

(1)绝对床上休息,进行 24 h 的密切监护,并注意疾病情况的变化。

(2)增加热量,减少食物中的蛋白质含量,以控制肠道氨的来源。添加足够的维生素 C、维生素 K 和 B 族维生素。

(3)静脉输液,以 10% 葡萄糖注射液 1 500～2 000 mL/d,内加水飞蓟素、促肝细胞生长素、维生素 C 2.0～5.0 g,静脉滴注。大量维生素 E 静脉滴注,有助于消除氧自由基的中毒性损害。

(4)输新鲜血浆或全血,1 次/2～3 d,人血清蛋白 5～10 g,1 次/d。

(5)支链氨基酸 250 mL,1～2 次/d。

(6)根据尿量和血清钠、钾和氯化物检测结果添加电解质,以控制电解质平衡并预防低钾血症。

2.防止肝细胞坏死,促进肝细胞再生

(1)肝细胞再生因子(HGF)80～120 mg 溶于 10% 葡萄糖注射液 250 mL,静脉滴注,1 次/d。

(2)胸腺肽 15～20 mg/d,溶于 10% 葡萄糖注射液内静脉滴注。

(3)10% 葡萄糖注射液 500 mL 加甘利欣 150 mg 或加强力宁注射液 80～120 mL,静脉滴注,1 次/d。10% 门冬氨酸钾镁 30～40 mL,1 次/d,溶解在葡萄糖液体中,长期监测血钾的变化。复方丹参注射液 8～16 mL 加入 500 mL 右旋糖酐-40 内静脉滴注,1 次/d。改善微循环,防止 DIC 形成。

（4）前列腺素 E（PGE），开始为 100 μg/d，以后可逐渐增加至 200 μg/d，加于 10% 葡萄糖注射液 500 mL 中缓慢静脉滴注，半个月为一疗程。

（5）胰高血糖素胰岛素治疗（G-D）：胰高血糖激素 1 mg，胰岛素型 10 U 加入 10% 葡萄糖溶液 500 mL，缓慢静脉滴注，1～2 次/d。

3. 肝性脑病的防治

（1）尽量食用低蛋白食品。如果病情严重，可以进行无蛋白饮食，可随着病情的改善而逐渐增加蛋白质。

（2）口服乳果糖糖浆 10～30 mL，每天 3 次，以将粪便的 pH 值降低到 5，从而防止肠道细菌的生长，减少内毒素血症。大黄汤、少量硫酸镁、20% 甘露醇 20～50 mL 口服、新霉素口服、灌肠等。

（3）为了预防低钾血症和碱中毒，每天使用 250 mL 支链氨基酸进行静脉滴注，可以每天进行 1～2 次。

（4）为了消除脑水肿，患者最好使用 250 mL 20% 甘露醇，用于静脉滴注以促进水肿的消退。

4. 出血的预防和治疗

（1）观察血小板计数、凝血酶原时间、纤维蛋白原等，尽快发现 DIC 的征兆并采取有效措施。早期应给予改善微循环和预防血小板聚集的药物，如川芎嗪 160～240 mg，复方丹参注射液 8～18 mL，双嘧达莫 400～600 mg 等，溶液中应加入葡萄糖进行静脉滴注。山莨菪碱注射液 10～20 mg，进行静脉滴注，以缓解症状。如果存在 DIC 可能，则必须将其视为 DIC，进行对症治疗。

（2）应用凝血因子时，将 1.5 g 纤维蛋白原溶于 100 mL 注射用水中，每天缓慢静脉滴注一次，新血或全血输注一次。

（3）应尽早使用更多的维生素 K 补充剂，服用维生素 K、维生素 C 和维生素 E 可以治愈肝细胞。

（4）止血敏 500 mg，静脉注射，1 次/d 或 2 次/d。

（5）对于消化道出血患者,除了输血和使用止血药物外,还应局部治疗。胃肠道出血,可口服凝血酶,每次 2 000 U;洛赛克 40 mg 静脉注射,1 次/6 h;西咪替丁,每晚 0.4 ~ 0.8 g 静脉滴注,它可以预防和治疗胃黏膜糜烂和出血。对于门脉高压引起的上消化道出血,在门脉高压下持续静脉输注酚妥拉明以降低门脉压力是最好的止血方法。酚妥拉明 20 ~ 30 mg 加入 10% 葡萄糖注射液 1 000 ~ 1 500 mL 缓慢静脉滴注 8 ~ 12 h,注意观察血压。

5.防治肾衰竭

（1）尽量避免使用肾毒性药物。

（2）选用川芎嗪、复方丹参、山莨菪碱、右旋糖酐-40 等。如果出现肾功能不全或少尿,应按肾功能衰竭处理。注意水和电解质之间的平衡,防止高血钾。

（3）适当用利尿药,可用呋塞米 20 ~ 100 mg 静脉滴注。

（4）用药后,若高钾血症和氮质血症未见减轻,应进行腹膜透析。

6.预防感染等疾病

（1）有效的口腔护理可以保持洁净,空气流通可以防止交叉感染。感染迹象的早期诊断需要特别注意胃、肠、呼吸道、口腔和泌尿道。乳酸菌可用于预防肠道感染。

（2）抗生素应尽早使用。首先应确定革兰氏阴性细菌,在检测细菌之前应全面使用抗生素。小心避免使用肾毒性和肝毒性药物。

【急救护理】

（一）护理目标

（1）患者及家属了解重症肝炎的诱发因素。

（2）患者症状改善,无护理并发症。

（3）为患者提供优质的护理服务,提高危重患者的生存质量,降低病死率。

(4)护士熟练掌握重症肝炎护理及预防保健知识。

(二)护理措施

1.休息与活动

卧床休息,病情允许时尽量采取平卧位。症状好转,黄疸消退,肝功能改善后,可逐渐增加活动量,最好不要感到劳累。肝功能恢复1~3个月后可以恢复日常活动和锻炼。

2.饮食

(1)饮食原则:高热量、高维生素、低脂肪、高蛋白、易消化。

(2)肝性脑病神志不清时禁止摄入蛋白质,清醒后可逐渐增加蛋白质含量,每天约20 g,以后每隔3~5 d增加10 g,逐渐增加至40~60 g/d。最好以植物蛋白为宜。

(3)肝肾综合征时低盐或无盐饮食,钠限制每日250~500 mg,进水量限制在1 000 mL/d。

(4)为患者提供清洁、舒适的就餐环境,促进食欲。

3.预防感染

(1)保持病房空气清新,减少探视。加强病房环境消毒,每日常规进行地面、物表、空气消毒。

(2)注意饮食卫生及餐具的清洁消毒,避免交叉感染。

(3)加强无菌操作,防止医源性感染。

(4)严格终末消毒。

4.心理护理

重症肝炎患者病情危重,病死率高,患者及家属易形成恐惧的心理状态,对医疗失去信心。护士应详细了解患者及其家属对疾病的行为,倾听患者的耐心,安慰患者,并与患者建立良好的关系。描述部分患者痊愈的病情,以培养战胜疾病的信心。

5.症状护理

(1)观察患者生命体征、神志、瞳孔、尿量的变化,并做好记录。

（2）每周测量腹围和体重。利尿速度不宜过快，腹水伴水肿者，每日体重下降不超过 1 000 g。单纯腹水患者，每日体重下降不超过 400 g。

（3）避免肝性脑病的各种诱发因素：注意保持大便通畅，防治感染，禁用止痛、麻醉、安眠和镇静药物，维持水、电解质和酸碱平衡。

（4）观察有无肝性脑病、出血、肝肾综合征等并发症的发生，如有病情变化及时汇报医生并配合抢救。

6. 三腔二囊管护理

（1）胃气囊充气 200～300 mL，食管囊充气 150～200 mL。

（2）置管期间可因提拉过猛或患者用力咳嗽出现恶心、频繁早搏甚至窒息症状，应立即将气囊口放开，放出三腔管内气体，并行进一步处理。

（3）经常抽吸胃内容物，观察有无再出血。

（4）置管期间应保持口、鼻清洁，忌咽唾液、痰液，以免误入气管。

（5）置管 24 h 应放气 15～30 min，以免食管、胃底黏膜受压过久坏死。

（6）出血停止后放出气囊的气体，保留管道，继续观察 12～24 h，无出血现象可考虑拔管，拔管前应吞服石蜡油 20～30 mL。

7. 健康教育

（1）向患者及家属讲解重症肝炎的诱因。

（2）根据医生的建议服用适当的药物，并了解最常用药物的效果、治疗方法、用途和不良反应。不要单独使用镇静剂和助眠药。

（3）合理饮食：高热量、高维生素、低脂、优质蛋白、易消化饮食。

（4）预防交叉感染：实施适当的家庭隔离，如患者的餐具、用具和洗漱用品应专用，定时消毒。

（5）避免劳累、饮酒及应用肝损害药物。

（6）定期复查肝功能。

第四章 妇产科及儿科疾病护理

第一节 子宫破裂

妊娠晚期或分娩期间子宫体或下宫颈段破裂称子宫破裂,多发生于多产妇和经产妇,特别是多产妇。子宫破裂是怀孕期间最大的问题,是侵害母亲和孩子的生命安全的重大疾病。

根据病因可分为自然子宫破裂和受损子宫破裂,根据发生的部位分为子宫体部破裂和子宫下段破裂,根据破裂程度分为不完全破裂和完全破裂。其中,破裂不完全是指子宫浆膜层里破裂,子宫内膜和子宫肌层部分或完全破裂,子宫腔和腹腔破裂。完全破裂是指子宫浆膜层、内膜、肌层完全裂开,宫腔与腹腔相通。

【高危因素】

一般子宫破裂的因素有以下几方面。

1. 胎先露下降受阻

因骨盆狭窄、胎位异常、头盆不称、胎儿畸形等原因,致分娩过程中子宫上段为克服产道阻力而强烈收缩,使子宫下段拉长变薄,超过最大限度,发生子宫破裂。

2. 子宫收缩剂使用不当

在催产、引产中未正确掌握缩宫素的适应证,未使用合理的剂量或因子宫对缩宫素极度敏感,引起子宫强烈收缩,子宫口来不及扩张或先露下降受阻,宫腔内压力增加,导致子宫破裂。

3. 子宫本身原因

由于各种分娩和修复,子宫破裂很容易发生,导致子宫壁肌原纤维组织增生,子宫动脉弹性减弱,或子宫动脉栓塞导致子宫动脉壁变薄和坏死,继续妊娠可能引起破裂;曾行子宫肌瘤切除术导致子宫瘢痕、子宫发育不良、子宫畸形等原因也可引起子宫破裂。子宫体部瘢痕引起的子宫破裂常见于妊娠期自发性完全破裂,下段子宫破裂是由下子宫瘢痕引起的,多见于临产后不完全性破裂。

4. 损伤

损伤包括手术创伤及外伤。行内倒转术、穿颅术、臀位牵引术、上高位产钳时,因操作不当可导致子宫破裂;钝性和严重的外伤,引起子宫出血、腹痛,可导致子宫破裂。

5. 软产道异常

分娩时,未及时发现和处理产道畸形、瘢痕、肿瘤阻塞产道,胎先露下降受阻,强烈的宫缩迫使子宫肌纤维拉长而断裂。

【诊断】

一般来说,腹痛可以根据病史、症状和体征诊断。部分的子宫破裂,没有明显的症状和体征,很难诊断。B超是一种准确的诊断方法,它可以揭示胎儿和子宫之间的关系,并确定子宫破裂的位置。

【临床表现】

子宫破裂可分为两个阶段:先兆子宫破裂和子宫破裂。

在长期分娩和先露中断的病例中,先兆子宫破裂多见。在此期间,子宫收缩力逐渐减少,子宫体粗短,对子宫体和下宫颈段造成了明显的压力,称为病理性缩复环。随产程进展,此凹陷可以逐渐上升达脐平面或脐上。产妇表现为烦躁不安,呼吸、心率加快,下腹疼痛剧烈,导尿可出现血尿。如果这种情况继续恶化,子宫会病理性地破裂。

当子宫破裂时,会立即有症状。产妇可突然感到下腹疼痛,子宫收缩停止。当产妇感觉稍微舒服一点时,她可能随即出现其他症状,如面无血色、呼吸急促、脉搏高反应和高血压,伴随着腹膜刺激征,胎心音消失,腹壁下可扪及胎体,阴道可有鲜血流出。不完全破裂多见于子宫下段剖宫产切口瘢痕裂开,一般无出血或出血很少,腹痛等症状不明显,此时,胎心音多不规则,子宫不全破裂处有固定压痛,贫血症状明显。

【处理原则】

立即采取有效措施抑制子宫收缩,立即做好剖宫产术前准备;对已经发生子宫破裂的产妇,做抗休克、抗感染、手术治疗。

【护理问题】

1.疼痛

(1)相关因素:发生子宫破裂时,宫缩过强引发疼痛;病理性缩复环的产生;子宫破裂血液刺激腹膜。

(2)主要表现:先兆子宫破裂,产妇烦躁不安,呼吸急促,表情痛苦;子宫破裂,产妇感到一阵剧痛后,腹部疼痛缓解,之后出现面色苍白、冷汗、脉搏细速等休克征象。

(3)护理措施:针对上述护理问题的主要表现及相关因素进行动态评估,制定相应的护理措施。如给产妇心理疏导,安抚情绪,配合治疗;密切观察产妇生命体征及腹部疼痛情况,积极报告医生,进行治疗。

(4)健康建议:如果孕妇再次怀孕,应提醒孕妇及其家人注意孕期健康,注意保护措施以防发生危险,高危患者应该经常去医院进行诊断,尤其是如果有腹痛,应住院观察治疗。医生建议,高危产妇在分娩前两周去医院,根据测量和指征选择手术分娩或自然分娩。

2.组织灌流量改变

相关因素：子宫破裂后，大量出血。

【潜在的并发症】

1.有感染的危险

与产后出血造成贫血、机体抵抗力下降、胎盘剥离创面、阴道内或宫腔内操作及软产道开放性伤口等因素有关。

2.情绪问题

与子宫破裂及胎儿死亡有关。

【护理处理】

1.先兆子宫破裂的判定

目的是筛查出那些要发生子宫破裂的产妇，协助早发现，早治疗。①收集诱发子宫破裂相关的既往史、现病史。②评估产妇在分娩过程中生命体征情况、腹痛情况、胎动情况、产程进展情况、尿色、有无休克征兆、产妇及家属的心理反应。③根据腹部检查、肛门检查及实验室检查评估。

2.子宫破裂的急救

术中，产妇的腹部出现异常和变化，轮廓出现改变。此时，应高度怀疑产妇子宫破裂的可能，须立即报告医师，并立即停止静脉滴注缩宫素等操作，观察孕妇的主要体征，抑制腹痛，并按照医生的指示吸氧，为腹部手术做准备，如皮肤准备、血液准备和导尿等。

3.子宫已破裂的抢救处理

如果子宫破裂，请尽快与医生一起进行急救措施。

（1）做好抢救准备，及时注射药物和输血，在短时间内补充血量。

（2）保暖、吸氧，术中和术后使用大剂量抗生素以防止感染。

（3）按照医生的建议添加电解质和碱性药物来治疗酸中毒。

（4）严密观察并记录宫缩、胎心音、母体生命征象、出入水量,急查血红蛋白,评估失血量,指导治疗护理方案。

(5)协助医师执行剖腹探查修补或子宫切除术。

4. 预防感染

医护人员操作时应做到严格无菌,指导产妇养成良好的卫生习惯,注意会阴部清洁;护理人员严密观察患者的生命体征及阴道流血、分泌物的量、颜色、气味,发现感染征象,及时报告医生,遵医嘱处理。同时,告知产妇家属,增加其营养,提高产妇的抵抗力。

5. 提供心理社会支持

(1)描述子宫破裂的治疗方法及其对妇女未来怀孕的影响。当妇女的子宫破裂时,母亲和孩子的生命受到威胁,家庭成员可能会接受不了,尽快告诉他们处理的方法及孩子和母亲是否安全。

(2)如果胎儿死亡,母亲知道自己不适合怀孕,她会生气、伤心甚至内疚。应该帮助她和家人走出悲伤的阶段,倾听他们的内心感受,表现出理解和同情。

(3)如果家人和妇女被告知孩子死亡并要求观看,护士必须清洗孩子的血液,用漂亮颜色毯子包裹起来,然后讲述这个事情,让他们接受这个事实。

(4)为孕妇提供生活护理,让她们身体舒适,与其谈心,也有助于保持她们的感情。

(5)指导并协助产妇断奶。

(6)根据身体调整放松计划。如果身体允许,可以让产妇做好产后锻炼的准备,听音乐、看书和报纸或练习气功。

第二节　羊水栓塞

羊水栓塞是指分娩期间羊水进入母亲的血液循环,引起肺栓塞、休克、弥散性血管内凝血等一系列严重症状的综合征,其发生在足月分娩者,病死率可高达 80%,是导致产妇死亡的主要原因之一。

【病因】

羊水进入母体血液循环的机制尚不十分清楚,常见的危险因素如下。

1. 胎膜破裂

羊水栓塞多发生在胎膜破裂后,胎膜血液之间通道相通,羊水进入子宫胎膜破裂的小血管。

2. 血管或血窦开放

分娩过程中由于各种原因造成的宫颈破裂可能会导致羊水通过受损的血管进入母亲的血液循环。

3. 羊膜腔内压力过高

当不恰当地使用宫缩剂、宫腔操作造成子宫强直性收缩,子宫内羊膜腔压力超过静脉压,羊水被挤入已破损的小血管内。

羊水栓塞的诱因主要有胎膜早破、急产、宫颈裂伤、子宫破裂及手术等。

【病理生理】

羊水进入母体血液循环是羊水栓塞的必要条件,引起机体发生一系列病理生理变化导致一系列严重症状。

(1)羊水含有许多有形成分,如鳞状上皮、胎毛、胎脂、胎粪、黏液等。羊水进入母体血液循环后可由于机械性阻塞及血管痉挛造成严重的肺血管堵塞,肺动脉高压,急性呼吸及循环衰竭。

(2)羊水是很强的致敏原,羊水进入母体循环,也可引起母体因变态反应导致的过敏性休克。

(3)羊水中含有丰富的凝血活酶,进入母血后,可引起弥散性血管内凝血;羊水中含有纤溶激酶,激活纤溶系统,致使血液不凝固,而发生产后大出血。

【诊断】

有羊水栓塞的高危因素和诱因及典型的临床表现,可以初步诊断。然后边做抢救边做辅助检查以确诊,抢救时抽取静脉血镜下找到羊水成分可以作为羊水栓塞的依据。其他的辅助检查还有:

1. X 射线摄片

肺两侧可见弥漫性点状和片状浸润影,融合在肺门周围,伴肺不张和右心增大。

2. 心血管诊断

心电图和彩色多普勒超声可显示右心房和心室增大,心输出量减少。

3. 凝血功能障碍的实验室指标

各种确诊 DIC 的实验室指标阳性。

【临床表现】

本病典型的病程大致分为急性休克期、出血期、急性肾衰竭期3 个阶段。

1. 急性休克期

分娩期间,产妇突然情绪低落、颤抖、呕吐、气短、窒息、皮肤苍白、痰多、心率加快,随后出现发绀、厌食、血压下降等休克症状。有些产妇症状并不典型,仅尖叫一声即血压迅速下降,呼吸、心搏骤停,数分钟内死亡。

2. 出血期

患者渡过第一阶段,继之出现全身难以控制的广泛性出血,且出血不凝,不易控制。

3. 急性肾功能衰竭

由于肾血流量减少,出现肾微血管栓塞,然后出现肾缺血导致肾损害,最后出现少尿、无尿等肾衰竭表现。

【处理原则】

纠正呼吸循环衰竭,纠正 DIC 及继发性纤溶亢进,产科处理。

【护理问题】

1.气体交换受损

(1)相关因素:羊水中的有形物质经肺动脉在循环中破坏小肺动脉和肺栓塞的过程,同时,羊水入血后,产生血管活性物质,血管和支气管平滑肌强烈收缩而造成肺动脉高压。

(2)主要表现:产妇出现胸闷、呼吸困难、咳粉红色泡沫痰。

(3)护理措施:针对以上护理问题的主要表现及相关因素进行动态评估,制定相应的护理措施。如出现胸闷、呼吸困难等,及时报告医生,遵医嘱给予产妇吸氧及静脉给药等处理,同时,注意保持患者呼吸道通畅。

(4)健康指导:由于本病发病急,死亡率高,应在适当的时候向家属介绍患者病情,以取得家属的配合,待患者病情稳定后共同制订康复计划。

2.组织灌注量改变

相关因素:弥散性血管内凝血及失血。

【潜在并发症】

1.有胎儿窘迫的危险

与羊水栓塞、母体循环受阻有关。

2.预感性悲哀

与病情危重、濒死感有关。

【护理处理】

1.羊水栓塞的判定

目的是筛查出那些可能发生羊水栓塞的高危产妇,协助早发现,早治疗。①通过询问病史,有无发生羊水栓塞的高危因素。

②密切观察产妇产程进程,评估产妇的生命体征及自觉症状,宫缩及胎心音,有无休克、昏迷的征兆及产妇和家属的心理反应。③根据 X 射线、心功能检查及各项实验室指标判定。

2. 维持呼吸功能及氧合作用

半站立或水平抬起的头和肩,在肝下供氧,降低肺压力,改善脑缺氧,必要时进行气管插管或气管切开术。尽快开放静脉通路,选用留置针,利于快速输液,或作静脉插管,便于测量中心静脉压。按医嘱给予解痉、抗过敏药,及早使用大剂量糖皮质激素。

3. 支持心血管系统

及时补充血容量,增加有效循环量,按医嘱首选低分子右旋糖酐,按医嘱急输新鲜血,在补充血容量的同时又能输入凝血因子。另外,可酌情使用升压药,如多巴胺、阿托品等。

4. 防止肾衰竭

当休克已纠正,血压回升后,仍少尿,可选用呋塞米静脉注射或20%甘露醇快速静脉滴注,应用广谱抗生素,防止肺部和生殖道感染。

5. 密切关注和监测子宫主要迹象

测量血容量,观察凝血和尿量。如果子宫出血持续,准备紧急子宫切除术。

6. 分程处理

如果开始注射催产素时发生,手术必须立即停止。如果在分娩期间发生羊水栓塞,应终止手术,并及时通知医生参与抢救,立即抽血或痰液进行诊断,以便及早发现。救援必须在默契的配合下进行,所有实验室检查应按照医生的指示完成。

7. 确保充分保护

加强产前诊断,发现和解决子痫前期、腹痛等问题,严格掌握催产素使用特点,观察手术进展,预防腹痛;简要了解剖宫产和胎儿人工取出的外科治疗;破膜应在宫缩间期进行,破膜应较小,并注意控制羊水的缓慢流动。在诱导手术期间,羊水穿刺次数不应超过3次。在引产胎儿治疗期间,在胎盘被夹住之前,应穿刺羊膜,使羊水流出。

8. 产科处理

配合医生,经积极抢救,病情略有好转即应抓紧时间立即剖宫产终止妊娠,如宫口开全,立即阴道助产结束妊娠。要注意避免娩出胎头时按压子宫,以防羊水被压入母体血管内;剖宫产时尽可能吸净羊水再娩出胎头,防止羊水由切口进入开放血窦。产后出血宫缩剂治疗无效的情况下,不能盲目加大剂量,缩宫素每日用量不超过 50 U,麦角新碱每日用量 0.2～0.4 mg,否则将加重病情。

9. 进行社会心理治疗

当羊水栓塞发生时,医护人员应保持冷静,不应因自身担忧而引起患者及其家属的焦虑。应陪伴患者,鼓励和支持产妇,使其有信心,相信这种病是可以控制的,必须对家人的感受表示同情和理解,并耐心地回答他们的问题。向家属介绍产妇病情的实际情况,适当的时候允许家属陪伴产妇,焦虑家庭成员应避免与孕妇接触,以免干扰孕妇的精神,针对其具体情况提供出院指导,鼓励产妇家属参与制订出院后康复计划。

第三节　新生儿黄疸

新生儿黄疸又称新生儿高胆红素血症。新生儿黄疸分为生理性黄疸和病理性黄疸两大类。

【病因】

1. 生理性黄疸

(1)胆红素多:新生儿每天产生约 8.8 mg/kg,而成人仅产生

3.8 mg/kg 胆红素。原因是：①新生儿红细胞寿命短（早产儿不足70 d，足月儿约80 d），血红蛋白水平是正常成人的两倍。②新生儿红细胞数量较多，破坏也多。③其他来源的胆红素较多，如肝脏和其他组织内的血红素及骨髓中红细胞前体较多。

（2）转运胆红素的能力不好：胆红素进入血液循环，与白蛋白连接后将肝脏运送入新陈代谢。婴儿经常出现不同程度的酸中毒，这可能会影响血液中胆红素和白蛋白的合成。早产儿的白蛋白含量低于正常婴儿，导致胆红素转运能力不足。

（3）肝功能异常的发展：①新生儿肝功能吸收的异常胆红素 Y 和 Z 蛋白含量低，肝功能吸收异常胆红素的能力差，肝细胞中尿苷二磷酸葡萄糖醛酸转移酶的含量和活性较低（仅为正常的 0 ~ 30%），且胆红素和葡萄糖醛酸不能结合产生混合胆红素。③表达和结合胆红素的能力暂时较低，容易发生胆汁淤积。

（4）肠和肝循环增加：新生儿的肠道不产生正常的肠内营养，进入肠腔的胆红素混合物不能还原为尿胆原和粪胆原。β-葡萄糖醛酸酶在肠道中同时具有高活性，可将结合胆红素水解为葡萄糖核酸和不相容胆红素，后者又被肠壁吸收入血液到达肝脏，从而使胆红素的肠肝循环增多。

2. 病理性黄疸

（1）感染性因素：新生儿肝炎、新生儿败血症及其他感染。

（2）非传染因素：婴儿溶血、阑尾炎、遗传性疾病（如贫血、6-磷酸脱氢酶缺乏症）、母体性黄疸。

【临床表现】

1. 生理性黄疸

50% ~ 60% 的足月儿和大于 80% 的早产儿出现生理性黄疸。主要表现皮肤、巩膜黄染，一般情况良好，无其伴随症状。黄疸的特征是出生后 2 ~ 3 d 出现，4 ~ 5 d 天达到峰值，婴儿期 10 ~ 14 d 消退,早产儿延迟4周。

2.病理性黄疸

病理性黄疸的特点如下:①黄疸发生早,且在出生后24 h内。②严重且急性,血清结合胆红素>34 μmol/L(2 mg/dL)。③黄疸进展快,血清胆红素每日上升>85 μmol/L(5 mg/dL)。④黄疸持续时间延长,婴儿持续时间>2周,早产儿婴儿持续时间>4周。⑤黄疸不消退或恶化。⑥患儿一般情况不良,伴有败血症、肝炎、溶血症等原发病的表现。

3.并发症

血中未结合胆红素明显升高时,可透过血脑屏障引起胆红素脑病,表现为严重精神疾病的症状。早期症状包括嗜睡、肌肉松弛、吸收减少和拥抱反射减少。12~24 h后,出现肌肉震颤、语调不稳、叫喊、呼吸不规则、发热等,预后极差,死亡率高,存活者常留下手足徐动症、眼球运动障碍、听觉障碍、牙釉质发育不良等后遗症。

【辅助检查】

血清胆红素增高;红细胞、血红蛋白降低,网织红细胞及有核红细胞增高;母婴ABO及Rh血型不合可致新生儿溶血;肝功能;致敏红细胞和血型抗体测定试验;必要时可行CT检查。

【治疗】

生理性病变不需要特殊治疗,而病理性病变应根据病因进行正确分析和治疗。光治疗、白蛋白或血液输注、酶诱导剂(苯巴比妥或尼可刹米)、换血疗法等,降低血清胆红素的浓度。

【常见护理诊断】

1.潜在并发症
胆红素脑病。

2.焦虑(家长)

与家长对新生儿黄疸知识缺乏有关。

【护理措施】

1.预防胆红素脑病

(1)提早喂养:不仅能促进肠道蠕动和缓解便秘,还能促进肠道运动,减少胆红素的肠道循环。

(2)保暖:避免低体温时游离脂肪酸产生过多,竞争与清蛋白结合。

(3)做好光照疗法的护理。

(4)做好换血疗法的护理:换血疗法用于严重新生儿溶血症导致的高胆红素血症。护士应协助医生做好换血前物品、患儿、环境的准备和术中操作;术后密切观察病情,监测生命体征及血常规、血糖、血胆红素等,注意黄疸消退情况及伤口有无出血,并保持伤口局部清洁,加强空气消毒,防止感染。

(5)遵医嘱用药:如输入清蛋白或血浆,促进未结合胆红素与清蛋白的结合;口服苯巴比妥或尼可刹米,诱导肝酶的生成等。

(6)观察病情:观察黄疸程度、进展,注意大小便的颜色、次数、量,如胎便排出延迟,可灌肠处理,以促进胎便及胆红素排出。观察有无神经系统的表现,若出现嗜睡、吸吮无力、肌张力降低等胆红素脑病的早期表现,应立即通知医生,给予及时处理。

2.心理护理

向家长介绍新生儿黄疸的病因、并发症、预后及治疗方法等知识,并给以安慰,使家长有充分的思想准备,从而消除焦虑心理,并积极配合治疗及护理。

【健康教育】

(1)向家长介绍黄疸是新生儿期的常见症状,既可是生理现象,又可是许多疾病的主要表现。若是生理性黄疸,则告知家长不需特殊处理,加强保暖,尽早喂乳。若为病理性黄疸,则向家长介绍患儿病情的严重程度、治疗及预后等。

（2）若为母乳喂养,母乳喂养可以继续,但也可以转移到其他喂养区域,后逐渐成为改变母乳喂养的主流方式,如果黄疸和并发症恶化,可以推迟母乳喂养,定时用吸乳器将乳汁吸出,黄疸消退后再恢复母乳喂养。

（3）若为红细胞6-磷酸葡萄糖脱氢酶缺陷症,嘱以后禁食蚕豆及其制品,忌用磺胺及解热镇痛药等,保管患儿衣物时勿放樟脑丸,以免诱发溶血。

（4）对于胆红素脑病患儿,应注意常见疾病的临床特点,并建议进行康复训练和护理。

第四节　小儿肺炎

肺炎是由不同疾病或特征引起的肺部损伤,通常表现为发热、咳嗽、气短、呼吸急促。本病以2岁以下婴幼儿多见,被卫健委列为儿童保健重点防治的"四病"之一。肺炎一年四季均可发病,北方多发生于冬、春寒冷季节及气候骤变时,南方则以夏、秋季多见。本节主要阐述小儿支气管肺炎。

【病因】

支气管肺炎主要由细菌、病毒、支原体、衣原体、原虫、真菌等感染引起。其中以细菌和病毒感染为主,也可由细菌、病毒混合感染引起。最常见的细菌为肺炎链球菌,其他有金黄色葡萄球菌、肺炎杆菌、流感嗜血杆菌、大肠杆菌、军团菌等。病毒主要是呼吸道合胞病毒,其次为腺病毒、流感病毒、副流感病毒、巨细胞病毒、肠病毒等。发达国家以病毒感染为主,发展中国家则以细菌感染多见。近年来,肺炎支原体、衣原体感染引起的肺炎有增加的趋势。营养不足、维生素 D 缺乏性佝偻病、冠心病、低体重儿、免疫缺陷儿童更容易患肺炎。此外,居住拥挤、居室通风不良、空气污染等情况利于致病微生物生长繁殖,受凉、劳累、过度紧张等机体抵抗力降低也是肺炎的诱发因素。

【病理生理】

病原体侵入肺部引起支气管肺炎,一方面,小支气管、细支气管黏膜充血、水肿,导致通气功能障碍;另一方面,肺组织充血、水肿、渗出,致使换气功能障碍。通气、换气功能障碍引起缺氧及二氧化碳潴留表现,同时细菌及其毒素进入血液引起毒血症,局部炎症及分泌物刺激引起咳嗽、气促等呼吸道局部表现。严重缺氧和二氧化碳潴留加之病原体毒素作用,可引起消化系统、循环系统、神经系统等全身性表现,甚至造成严重的损伤、并发症。

【临床表现】

1. 症状体征

(1)呼吸表现:主要是咳嗽和短期呼吸气促。早期是干咳,痰逐渐出现。然而,由于儿童咳嗽乏力、痰液不好咳出,痰液往往不能及时咳嗽出,导致呼吸困难,严重者呼吸急促、呼吸困难,出现鼻翼扇动、三凹征等。剧烈咳嗽还可引起呕吐。肺部听诊可闻及较固定的中、细湿罗音,以两肺底和脊柱两旁较多,于深吸气末更明显。

(2)全身表现:通常表现为不同程度的发热,常伴食欲减退、呕吐、腹泻、腹胀、精神不振或哭闹不安等;但新生儿、重度营养不良患儿体温可不升或低于正常。明显缺氧患儿烦躁不安,口周、唇和指端发绀。

2. 并发症

(1)心力衰竭:重症肺炎患儿常合并心力衰竭,表现为:①突然出现烦躁不安、面色苍白或发灰,青紫加重。②呼吸困难,呼吸频率增快,婴儿达 60 次/min 以上,幼儿达 40 次/min 以上。③心音低钝,心率增快,婴儿>180 次/min,幼儿>160 次/min。④肝大达肋下3 cm 以上,或短时间内较前增大 1.5 cm。⑤尿少、下肢水肿。

(2)中毒性脑病:表现为意识障碍、呼吸不规律、囟门过于隆起、攻击性性格改变、对光反应迟钝或消失、脑膜刺激征阳性等。是严重缺氧、毒素作用引起的急性脑水肿。

(3)中毒性肠麻痹、消化道出血:表现听诊过程中极度腹痛和气喘,肠鸣音放松,消化道出血时呕吐咖啡样胃内容物,粪便潜血试验阳性或柏油样便。

(4)脓胸、脓气胸:严重的细菌性肺炎可引起脓胸、脓气胸、肺大疱,其特征是持续发热或术后复发增加、咳嗽加剧、呼吸急促和患侧筋疲力尽、重度发绀等。

【治疗】

1.控制感染

根据不同病原体选择敏感抗感染药物。对细菌感染可选用青霉素类、头孢菌素类、大环内酯类等抗生素,肺炎支原体和衣原体感染应选择大环内酯类抗生素,病毒性肺炎可选用利巴韦林等。使用原则为早期、足量、联合、足疗程用药。一般应在体温过低或过热后持续用药 5~7 d,在症状消失后 3 d 停止用药。支原体肺炎应至少治疗 2~3 周。金黄色葡萄球菌肺炎应在体温不高后 2~3 周停止治疗,整个治疗期应≥6 周。

2.对症治疗

对缺氧的患儿应给予氧气吸入。有咳、痰、喘症状时应止咳、祛痰、平喘治疗。发热患儿可采用物理或药物降温,若伴有烦躁不安可给予氯丙嗪、异丙嗪或苯巴比妥。

3.糖皮质激素的应用

应用糖皮质激素治疗的指征为:①严重喘憋或呼吸衰竭。②全身中毒症状明显。③合并感染性休克。④并发脑水肿。常选用氢化可的松或地塞米松静脉滴注 3~5 d。

【护理措施】

1. 保持呼吸道通畅

（1）环境护理：居室应定时开窗通风，每次 15~20 min，保持室内空气新鲜，室温 18~22 ℃，湿度 55%~65%。将不同病原体肺炎患儿分室收治，护理患儿时应戴口罩，护理前后要洗手，并定期进行空气消毒，避免交叉感染。

（2）供水：鼓励孩子多喝水，以降低痰液的黏度，促进毒性，降低体温。

（3）改变身体位置并辅助拍背：当孩子在床上休息时，他们的身体位置应该时常改变，必须经常拍背，手指并拢，手掌微微向内，然后从下往上轻轻拍打孩子的背部。对于年龄较大的孩子，可以在他们咳嗽时刺激，以增进自我排痰能力。

（4）超声雾化吸入：对于浓痰，可每天使用超声雾化吸入 2~4 次，每次 20 min，以促进痰液排出。雾化吸入时，可以根据医生的建议添加药物。

（5）治疗措施：根据医生建议使用抗感染药物以消除肺部不适，减少肌肉紧张，促进分泌，并使肺功能顺畅。观察疗效和副作用。

（6）痰液吸取：及时清除儿童口鼻浓痰，咳嗽弱的儿童，用电动诱导痰技术来进行吸痰。每次轻轻、快速、间歇地吸痰 10~15 s，以防止呼吸和缺氧。抽吸不应太用力以防止黏液导致的呼吸阻滞。

（7）观察与评价：观察患儿呼吸、咳嗽、咳痰情况，是否有气促、痰鸣、烦躁、发绀等表现，评价护理的效果。

2. 改善缺氧状况

（1）急性期患儿应卧床休息，尽量避免哭闹，以减少氧的消耗。应采取半卧位或头抬高位，并经常变换体位，以利于呼吸、促进排痰、减轻肺瘀血、防止肺不张。及时清除呼吸道分泌物,保持呼吸道通畅。

（2）遵医嘱给氧：一般采用鼻导管给氧,吸氧量为 0.5 ～ 1 L/min,吸氧量不超过 40%。婴儿和有各种鼻分泌物的人可使用口腔、鼻腔或氧气面罩供氧,氧流量为 2 ～ 4 L/min,氧浓度为 50% ～ 60%。吸氧还可以与雾化吸入相结合,这就是"雾化吸氧",既加湿氧气,又稀释痰液。对呼吸衰竭患儿可遵医嘱使用人工呼吸机给氧。

（3）密切观察：观察儿童呼吸系统的变化,观察给氧后的呼吸和呼吸衰竭、发绀等缺氧状况是否改善。

3. 做好发热患儿的护理

监测体温变化并警惕高热惊厥的发生。当体温超过 38.5 ℃时,可采用物理降温或药物降温。

4. 维持适当营养

应给予患儿高热量、高蛋白、易消化的饮食,并要少量多餐,防止过饱影响呼吸、加重心脏负担。增加复合 B 族维生素及维生素 C 的补充。必要时给予鼻饲或静脉补充营养。

5. 密切观察病情,预防及监测并发症

（1）预防并监测心力衰竭：患儿可采取半卧位休息,要保持安静,减少刺激,必要时遵医嘱给予镇静剂,控制输液速度,液体滴速不应高于 5 mL/（kg·h）。如患儿突然出现烦躁不安、面色苍白、呼吸加快、心率加快、肝脏迅速增大等表现时,应及时报告医生,同时减慢输液速度,备好强心、利尿药物,协助医生进行抢救。

（2）监测脓胸、脓气胸：密切观察患儿病情变化,若体温持续不退或退而复升、咳嗽加剧、咳大量脓痰、呼吸困难加重、患侧呼吸运动受限、烦躁不安、面色发绀等,警惕脓胸、脓气胸或肺大疱的发生,应及时通知医生并配合医生进行处理。

（3）监测肠麻痹、消化道出血：观察有无腹胀、肠鸣音减弱等中毒性肠麻痹的表现，有无呕血、黑便等消化道出血的表现。一旦出现应遵医嘱给予补钾、腹部热敷、肛管排气、禁食、胃肠减压等相应处理。

（4）监测中毒性脑病：观察患儿神志及瞳孔变化，若出现意识障碍、惊厥、呼吸不规则、前囟隆起等颅内压增高的表现，应立即通知医生并配合治疗。

【健康教育】

1. 预防宣教

肺炎无特效的预防方法，但是充足的营养、适当的休息和锻炼、良好的家庭护理对预防肺炎都是有益的。按时接种各种疫苗（如麻疹疫苗），还可预防继发性肺炎的发生。面对气候变化，小儿需要特别注意，在严重的呼吸系统疾病暴发期中，公共场所要少去，减少感染发生。

2. 康复指导

（1）根据家长的认知能力，采取适当的方式向患儿家长介绍肺炎的相关知识，如肺炎的病因、主要表现、治疗及护理要点、疾病预后等。

（2）向家长解释改变小儿位置和拍拍孩子背部的重要性，并指导家长拍背的方法，以便他们与护士合作。

（3）告知家长正确使用药物的重要性。在医疗实践中，我们应该根据治疗的次数、时间和疗程来服药，以确保医疗质量。

（4）在恢复期，孩子应避免过度疲劳，并指导家长为孩子安排作息时间，避免病情反复。

（5）教孩子吃充足的食物，给他们更多的水，吃健康和好消化的食物，多吃蔬菜和水果，少食多餐。

第五章 老年人护理

第一节 营养与饮食

营养是保证人体健康的物质基础,随着年龄的增长,人体的消化系统发生退行性改变,营养摄入和代谢紊乱,维持良好营养状态的能力下降,老年人易出现糖代谢异常、营养不良、营养过剩等一系列影响健康的问题。

一、代谢和营养需求特点

(一)代谢特点

老年人的基础代谢率、活动和热量消耗减少,所需要的热量供应也相应减少。此外,老年人胃、肠、胰的消化酶分泌均趋减少,导致消化功能降低;胰岛功能减退,导致葡萄糖耐量降低;血红蛋白减少,导致缺铁性贫血;骨密度降低,导致骨质疏松的发病率很高,女性 40 ~ 50 岁发病率为 15% ~ 30%,而 60 岁以上可达 60%。

(二)营养

1. 糖类(碳水化合物)

供热量应占总供热量的 55% ~ 65%。一般来说,60 岁后的热量摄入量应比年轻人低 20%,70 岁后应低 30%,以避免过量的能量导致超重或肥胖及一些成年人多发病。多糖是成年人最好的碳水化合物来源。例如,谷物和土豆富含淀粉,可以同时提供维生素、膳食纤维和其他营养物质。过量摄入单糖和双糖(主要是蔗糖,如砂糖和红糖)会导致牙齿疾病、心脏病和糖尿病。

2. 蛋白质

原则上,它需要稍微调整,应少量。成年人的代谢过程通常是分解代谢的,这需要大量蛋白质来消耗组织。但是,由于老年人胃中胰蛋白酶分泌减少,过多的蛋白质会给老年人的胃和肾脏造成负担,因此每日蛋白质的消耗不应过多,蛋白质所提供的能量应占总热量的15%。我们还应尽力提供优质蛋白,优质蛋白含量应占总蛋白的50%以上,可以多吃豆类、鱼等。

3. 脂肪

老年人胆汁酸分泌和脂肪酶活性降低,消化道脂肪减少。老年人的脂肪组织随着年龄的增长而逐渐增加。因此,食物中高水平的脂肪酸对心血管系统和消化系统有害;另一方面,如果吃的脂肪太少,会因为缺乏脂肪酸而损害皮肤,并影响脂溶性维生素的吸收。因此,健康的饮食也很重要。一般原则是脂肪提供的能量应占总热量的20%～30%。应尽量选择含有不饱和脂肪酸的植物脂肪,减少食物中脂肪和胆固醇的消耗,如增加花生油、大豆油、玉米油等。同时,应尽量避免食用猪油、黄油和其他动物脂肪。

4. 无机盐

老龄会导致钙代谢异常,尤其是绝经后妇女。由于内分泌功能的丧失,骨质流失的发生率会增加。应该敦促人们增加钙的摄入量,增加户外活动,以帮助增加钙的摄入。因为老年人胃酸和消化系统不好,他们应该选择容易吸收的钙,如牛奶和豆类及坚果,如核桃和花生。

此外,铁参与氧气的运输和交换,缺铁可能导致血液供应不足。应注意选择高铁食物,如瘦肉、动物肝脏、紫菜、菠菜、豆腐等,维生素 C 可促进人体对铁的吸收。成年人通常更喜欢咸的食物,这很容易导致过多的钠和钾缺乏。缺乏钾会降低肌肉力量和产生疲劳。

5. 维生素

维生素在维持健康、维持身体功能和延缓衰老方面发挥着重要作用。维生素 A、维生素 B_1、维生素 B_2 和维生素 C 的营养摄入可以提高免疫功能,尤其是 B 族维生素可以增加老年人的食欲。蔬菜和水果可以增加维生素,对老年人促进胃肠蠕动有一定的作用。

6. 膳食纤维

它主要包括淀粉以外的多糖,淀粉存在于谷物、土豆、豆类、蔬菜和水果中。虽然它们不被人体吸收,但它们在调节免疫力、吸收细菌分解胆汁酸产生的致癌物、促进胆固醇代谢、预防心血管疾病、减少术后糖尿病和防止热量过度流失方面发挥着重要作用。成年人的每日摄入量应为 30 g。

7. 水分

10% 的失水会影响身体功能,20% 的失水将威胁人类生命。如果没有摄入足够的水,再加上老年人的肠道和直肠萎缩,肠道内的换气率就会降低,这很容易导致便秘,严重的还会导致电解质无力和脱水。然而,过量饮水也会增加心脏和肾脏功能的负担。因此,成年人每天的水量(不包括营养水)通常为 1 500 mL 左右。可以在饮食中加入汤来补充营养和水分。

二、老年人的饮食营养成分

(一)种类多样

只有吃多种多样的食物,我们才能利用食物的作用来实现健康饮食的目标。蔬菜是维生素 C 和其他维生素的重要成分,纤维食品可以预防成人便秘。所以,不要因为牙齿不好而减少或拒绝蔬菜或水果,可以切开蔬菜,切开水果,轻轻煮沸,这样它们很容易消化和吸收。主食包括一些粗粮和不同的谷物,它们比细粮含有更高的维生素、矿物质和膳食纤维。牛奶及其制品是钙的最佳来源,充足的营养可以防止骨折。

(二)食物要松软、易消化吸收

老龄人口会有一定范围的各种生理功能的改变,例如消化吸收、肠道蠕动、口腔运动等方面,影响消化系统的正常运作。许多老年人易发生便秘,导致高血压、血脂异常、心脏病、糖尿病等疾病的危险性增加。所以,老龄人群对于食物要有一定的膳食改变,例如粗粮与细粮按照一定的比例进行摄取,宜进食柔软食物,促进吸收,以保证均衡营养,促进健康,避免便秘的发生。

(三)养成良好的饮食习惯

老年人应少量多餐,饮食有规律,定时定量。饮食应清淡易消化,避免辛辣刺激。两餐之间可以增加适量的点心或温热的饮料,早餐、午餐应丰盛,晚餐不宜过饱,以免影响睡眠。

三、老年人进餐的护理

(一)进餐前护理

1.进餐前评估

(1)评估老年人的一般情况:如年龄、饮食习惯、牙齿状况、视力、听力等。

(2)评估老年人的生活自理能力和活动度:如行走、坐立;手的肌力、握力,有无震颤;吞咽能力、准备食物的能力等。

(3)评估老年人的健康状况:如有无糖尿病、心血管、脑血管疾病等。

2.进餐前准备

（1）环境准备。

1）室内通风：进食前半小时开窗通风、移去便器，以排除令人不悦的气味。

2）光线适宜：若日间光线充足，则无须特殊处理；若光线昏暗或夜间进食，应开灯，保证充足的光线。

3）打扫卫生：进食前半小时打扫卫生，清除垃圾、尿布、污物等，征求老年人同意后，将与进食无关的物品收拾起来。

（2）用物准备。

1）餐具准备：根据老年人需要准备碗、盘、筷子或勺子等。

2）对餐桌、椅的要求：除配置一般高度（约40 cm）的餐桌外，还应准备较低的餐桌，以方便身材矮小的老年人使用，椅子应有椅背，必要时还应有扶手。虚弱老年人还可在脚下垫软垫，有利于保持身体平衡。

（3）老年人准备。

1）清洁护理：督促并协助老年人洗手、漱口，病情严重者给予口腔护理，以促进食欲。经老年人同意，将餐巾纸围于老年人胸前，以保持衣物清洁。

2）舒适护理：疼痛者于进食前半小时遵医嘱给予止痛药，高热者适时降温。协助老年人采取舒适的进食体位，给予适当支托。

3）心理护理：对焦虑、忧郁的老年人给予心理疏导，去除不良的情绪影响。

（4）食物准备：食物温度适宜，避免过热或过冷。食物种类适宜，不能咀嚼者，给予细软食物；吞咽功能障碍者，给予糊状食物。仔细剔除鱼肉类食物中的骨头，保证进食安全。

（二）进餐时护理

1.鼓励有进食能力的老年人自主进食

自己进食不仅可以真正感受到食物的美味和用餐所带来的乐趣,还可以帮助功能受限的老年人适当地活动肢体,逐渐恢复并延长生活自理的能力。

（1）上肢功能障碍老年人的进食护理:老年人患有麻痹、挛缩、变形、肌力低下、震颤等上肢功能障碍,自主进食时存在一定的困难,护理人员可提供特殊餐具,促进老年人的自主进餐。

（2）失明老年人的营养护理:对于失明老年人来说,注意单独进食非常重要。护理人员应首先为老年人描述餐桌上食物的类型和位置,并帮助他们触摸和确认。注意安全,避免热汤、茶等烫伤。可设置"时钟形"平面图放置食物,告知方法及食物名称,以利于老年人按食物摆放顺序摄取,如6点处放饭、12点处放汤、9点处和3点处放菜等。

2.协助部分老年人进餐

（1）喂食的技巧:送食时筷子和汤匙从下方送入,避免从高处喂食,患者因头上仰而发生呛咳。餐具避免接触患者牙齿,应放在舌头中间。应多使用鼓励性语言,如"很好,再嚼一口""对,慢咽"。等老年人咽下一口后再喂食,各种食物变化着少量给予,喂固体食物3~4次后,给予喝汤或茶水。

（2）咀嚼或吞咽功能障碍的护理:有偏瘫和吞咽障碍的老年人应从健侧进食,待老年人吞咽后查看口腔患侧是否有食物残留;喂食时可先喂一口,让老年人咽一口,再空咽一口。给予吸管吸入流质时,要从健侧嘴角伸入,以免误吸。如有呛咳,可给予糊状食物,避免流质饮食。

3.对完全吞咽障碍的老年人给予鼻饲喂养

（1）判断吞咽反射:将手掌放在老年人的咽喉部,嘱其吞咽唾液,若喉结处能活动可判断吞咽反射存在。

（2）鼻饲喂养的护理要点。

1）每次注食前必须评估老年人:检查胃管是否通畅,确定胃管在胃内后方可注入食物;若抽出的胃容物>200 mL,说明有胃潴留现象,则暂停鼻胃管输注;对鼻饲时曾发生呕吐的老年人,应将其体位调整为低坡（坡度30°~40°）半卧位,以预防呕吐的再次发生。

2）鼻饲过程中,注意以下几种情况:灌入空气引起腹胀;因注食速度过快引起的不适反应;营养液适宜温度为38~40 ℃,温度过高或过低,可引起黏膜烫伤或腹泻等不良反应;如同时喂新鲜果汁和奶液,应分别灌入。

3）灌注完毕后,保持半卧位>30°,并持续至少半小时。

4）准确地记录胃管插入或拔出的时间、老年人反应及鼻饲的时间、次数及鼻饲量等。

5）长期鼻饲的患者应每天早晚接受口腔清洁,并应每月用聚氨酯类胃导管一根。

6）食管静脉曲张、食管梗阻、食管肿瘤的老年人禁用鼻饲法。

（三）进餐后护理

（1）及时撤去餐具,督促协助患者洗手、漱口或做口腔护理,整理床单位。

（2）根据需要,做好护理记录,如进食种类、量,老年人进食时和进食后的反应等。

（3）对暂时禁食或延迟进食的老年人做好交接班。

第二节　休息与睡眠

休息与睡眠也是人类最基本的生理需求,休息是相对活动和工作而言。休息方式多种多样,其中睡眠是最根本也是最重要的休息方式。通过休息和睡眠可以使机体的过度消耗得到修复和补充,也是一种恢复、积累能量的过程。

一、休息

(一)休息的概念

休息是指一段时间内,相对地减少活动,使人从生理、心理上得到放松,并使体力、精力得到恢复。休息可以是卧床或静坐、闭目养神、听音乐、看电视等缓解疲劳的方式,有时也可变换一种活动方式,如长时间做家务后,站立活动一下或散步等。

(二)老年人休息的特点

老年人随着机体的老化,功能的减退,有很多休息方面的要求请注意以下几点。

(1)好的休息、放松应该满足 3 个方面:充足的睡眠、放松和舒适。因此,仅仅睡在床上并不能保证老年人生活在轻松的状态,有时这些限制会使他们变得乏味,并影响休息的质量。

(2)过度睡眠可能导致疾病,如肺炎、压疮和其他并发症。因此,我们应该尽力纠正老人的身体姿势,尤其是那些需要很长时间卧床的老人。

(3)老龄群体改变身体姿势时,应注意防止受伤,如直立性低血压或跌倒。例如,当他们早起时,不应该立即起床,必须进行 3 个半分钟:床上休息半分钟;起来后在床上坐半分钟;下床前两条腿下垂在床沿坐半分钟。

二、睡眠

人的一生中,有1/3 的时间在睡眠中度过,正常良好的睡眠,可调节人体的生理功能,维持神经系统的平衡,因此睡眠是保持健康的重要方式。

（一）老年人的睡眠特征

1. 夜间睡眠时间短

老年人通常比年轻人睡得少,这是因为老年人的大脑皮质功能降低,身体代谢减慢,以及体育锻炼减少,睡眠需求也在下降,通常每天约 6 h。

2. 入睡困难

老年人入睡前的觉醒期有所延长,由青壮年期的 5～15 min 延长为 10～25 min。此外,有很多因素可导致入睡困难,如疾病的疼痛、呼吸困难等疾病因素或环境的改变等。

3. 较难保持睡眠状态

老年人的睡眠程度浅,易唤醒,男性老年人深睡眠的消失较女性老年人更早出现。老年人睡眠中的醒来次数也增加,青壮年人在睡眠中可醒来 1～2 次,而老年人醒来的次数可超过 5 次。此外,一些疾病因素、夜尿频繁等原因也常常会影响睡眠状态。

4. 历经昼夜节律性改变

由于老年人深睡眠减少,睡眠效率下降,致使精力恢复不佳,因此老年人白天常易打瞌睡,弥补睡眠需求。老年人的昼夜节律也可发生改变,老年人可出现睡眠时相提前,即有早睡和早起的倾向,这可能与老年人核心体温节律的变动幅度减少和时相提前有关。

（二）老年人的睡眠护理

1. 营造适宜的环境

创造一个安静舒适的睡眠环境,尽量减少视觉、嗅觉和触觉等外界感觉的负面影响,清洁房间,及时更换室内气体,保持足够的温度和湿度,并鼓励患者经常更换衣服。白天应尽可能完成护理工作,早晨可以应用利尿剂和兴奋剂。睡觉时,关掉大灯,关掉窗帘,营造一个良好的睡眠环境。壁灯或夜灯可用于鼓励夜间活动,如老年人使用浴室,以避免意外和跌倒为主。

2.睡觉质量保证

与老年人一起安排休息和睡眠,并监督和督促他们定期完成。如果患者允许,可以多运动,减少白天的困倦时间,睡半小时,并尽量保持过去的良好习惯,如阅读、听音乐、睡前喝牛奶等,不吸烟、不喝酒、不喝咖啡或茶,少吃或少喝,睡前不喝水,穿宽松舒适的内衣,不要谈论令人兴奋的话题,保持注意力的集中。

3.助眠药的护理应用

对老年人应进行全面评估,根据老年人的不同情况进行方案的制定,对有自理能力的老年人应予以照顾。此外,老年人的记忆力和能力下降,听力和视力也下降。因此,应该仔细制定抗药性措施,以防止药物滥用或过度使用药物。应提醒住院的老年人不要再服用家庭药物,以免服用过多药物。药物治疗对患者起效很快,但很容易产生不良反应和依赖性,而且停药后很容易恢复,所以助眠药不能用很长时间。

第三节　理解障碍与沟通

沟通是人类最重要的活动之一,是传播人类的信息和思想的一种主要方式。在此过程中,各方应不断更新和进行信息交流,使其清晰准确,从而实现更好的沟通,促进社会发展。沟通方法包括非语言沟通和语言沟通。

一、非语言沟通

大多数老年患者因衰老而患有各种疾病,导致丧失视力、记忆力,出现焦虑、依赖、偏执等精神障碍。非语言交际具有强大的情感力量,可以克服言语问题。在与老年人的交流中,它通常比口头交流更好、更容易传播。

（一）人体面部情绪

面部表情是一种国际语言。面对不同文化或国家的人群都有用处,占沟通质量的55%。这表明面部表情在个人交流中起着重要作用。

1. 微笑

微笑是世界上最美丽的语言。自然的微笑有很多魅力,可以让护患双方心情舒畅,让患者能有信心和安全感。因此,护士的面部表情很好地表明了她的状态、行为和面部行为,这对患者的心理健康有更大的影响。许多老年人不仅健康状况不佳,而且精神健康状况也不容乐观,如焦虑、抑郁,这可能会影响疾病的康复。同时,护士应培养良好的笑容和行为,并对精神异常的老年人给予热情支持。

2. 眼睛神态

护士温柔的眼神可以帮助新入院的老人消除他们的担忧。好的眼神可以让老年人感受到被关爱的温暖。稳定的眼神可以让患者感到安全,眼神接触可以使患者时刻感到被重视,当老年人患有阿尔茨海默病和听力障碍时,护士应该学会用眼睛交流,并展示自己对对方非言语行为的影响。

（二）动作

在护理工作中,我们应该保持良好的身体姿势,在与患者交谈时注意活动幅度合理。当与老年人交谈时,护士需要重新定义他们对患者的理解,并适应手势、点头和其他动作,以保持顺畅的沟通。因此,护士应意识到肢体语言在沟通中的重要作用。

1. 触摸

触摸是一种无声的语言,是一种特殊的非语言交流形式。当患者生病时,轻轻触摸患者的手或拍拍他的肩膀。当患者发热时,触摸他的额头,患者会感到被关注。当老年人视力或听力下降时,触摸也会改善其焦虑。此外,触摸可以改善护士和患者的感情,这是加强护理、情感、理解、安慰和支持老年人的沟通和教学的重要途径。接触是必要的,但应适度,我们应该尊重文化,注重个性,避免误解。

2. 其他

护士可以通过牵手、耐心倾听、为老年人盖毯子、准备洗漱用具,通过非语言交流表达对老年人的理解和爱来满足老年人的需求。在确保安全和社交活动正常后,他们可以将患者放在一个舒适的位置,伸展患者的衣服,并盖上毯子,与患者进行身体交流。虽然没有语言交流,但它是具体的、确定的和可控的,其信息总是准确有效的,这些信息来自患者的视觉、听觉和触觉,对患者的心理健康有积极影响。

二、语言沟通

(一)老年人的语言表达

口头沟通对外向的老年人而言,是抒发情感和维护社交互动的好途径。随着年龄渐增,老年人较少参与社会活动,不论原先的性格特征如何,都可能变得比较退缩和内向,从而影响语言表达能力,甚至可能会有寂寞和沮丧产生。最好的解决方法是提供足够的社交与自我表达的机会,予以正向鼓励,不管老年人是否接受都应予以尊重。

(二)语言沟通原则与技巧

(1)不要在远处与老年人讲话,应在近处正面打招呼。

(2)在老年人意识到后再开始讲话。

(3)对话时尽量与老年人处于同一水平线。

(4)注意沟通的声音,既要保证老年人可以听到,又要避免太大声。

（5）尽量用简短易懂的语言,语速应慢。

（6）不要突然转换话题。

（7）对话过程中配合非语言沟通,表示关爱和帮助理解。

第四节　用药护理

老年人是一个特殊的群体,所有的身体因素都处于衰老和退化的状态,能量不足,免疫力正在下降,他们很容易被感染,病情困难,因此老年人用药种类多,时间长,依从性差,导致老年人用药的风险更高,老年人的用药管理是护理工作中不可忽视的重要问题。

一、老年人用药特点

（一）老年人药物治疗特点

1.药代动力学特征

（1）吸收:老年人的胃蠕动缓慢,通过胃黏膜的血流减少,胃液不足,所有这些都导致药物吸收减少。

（2）分布:老年人心脏瓣膜变硬,心室壁增厚,心脏收缩速度减慢,心输出量减少,血管弹性及血管通透性降低,导致药物吸收率减慢、分布延缓、不良反应上升。另外老年人血蛋白含量降低,药物结合降低,游离药物增加。因此,应减少使用含有高水平血清蛋白的药物,并避免过度使用药物。

（3）代谢:化学药物代谢是指体液、酶系统和肠道功能发生变化的过程。代谢可能发生在身体的几乎所有部位,但肝脏代谢的重要组成部分。老年人肝血流量减少,85岁的老年人仅为青年人的40%~60%。此外,药酶活性下降,老年人功能性肝细胞减少对药物的代谢也有一定影响。因此,给老年人应用经肝代谢的药物时,可导致血药浓度增高而出现更多的不良反应,应调整剂量。

（4）排泄：排泄主要通过肾和小肠，老年人的肾脏重量在40～80岁之间要减少10%～20%，主要是肾单位减少。65岁老年人肾血灌注量仅为青年人的40%～50%，肾小球滤过率在50～90岁可下降50%，肾小球的分泌功能也降低。大多数药物会导致老年人肾功能损害，半衰期血流量减少，这很容易导致毒性增加。一般来说，60岁以上老年人用药以成年人用的3/4为宜。

2.药物效应学特点

同一种药物对老年人的药理作用与对年轻人的药理效果大不相同。

（1）老年人机体能力减弱，可能影响药物和受体的兼容性。

（2）老年人对药物变化的敏感性增加或降低，如中枢神经系统药物、免疫抑制剂、利尿剂，老年人受体的敏感性更高。

（3）老年人的不良反应比年轻人多。不良反应随着年龄的增长而增加。75岁以上的老年人药物不良反应最高，是年轻人的两倍，因不良反应入院的老年患者，占住院患者的15%。

（二）老年人用药行为特点

1.自主选药愿望强烈

老年患者大多一直处于患病状态，对药物使用有很好的了解，有强烈独立的意愿选择药物，盲目观看新的药物广告，并认为新的、更好的、更昂贵的药物更好。

2.服药并不按照规定

依从性是指患者是否可以将药物按照医生处方使用。许多研究表明老年人对低剂量药物的依从性不高。48%的老年人服用了医生处方的一半，而26%的人服用了两倍的处方。因此，老年药物治疗的用量实施是老年医学管理中的一个重要问题。

3.缺乏合理用药知识

老年患者由于受教育程度的限制和年龄的影响,对药物成瘾的认识还不全面。根据经验,多服药物的事件不断发生,药物的安全服用知识应提高。一些患者可能表现出知识和行为的分离,他们对药物非常敏感,但缺乏良好的习惯。此外,心理原因可能导致患者对"名医""贵药""洋药"等产生错误认知,他们认为这种药能治愈一些疾病,认为药物越贵,治疗效果越好。

二、不良反应和药物模型

(一)老年人的药物不良反应

不良反应是指由于正常使用药物或药物相互作用而产生的与治疗目标无关的不良反应或副作用,包括副作用、变态作用和特定遗传效应,这对老年人产生了一定的负面影响,包括以下方面。

1.神经精神症状

老年人的中枢神经系统对某些物质更敏感,这些物质会导致混乱、抑郁、痴呆等。

2.体位性低血压

老年人血管运动功能的调节不如青少年那么敏感,压力感受器不是很好,平卧位突然站立时发生血压降低,使用降压药、利尿剂、血管扩张药时应密切观察。

3.耳毒性

由于内耳毛细胞的减少,老年人的听力损失并受到药物的影响,导致前庭功能障碍和听力减退。前庭损伤的主要症状是眩晕、头痛、恶心和共济失调;听力损失的症状包括耳鸣和耳聋。所有老年人都应避免使用氨基糖苷类等耳毒性药物,或在使用时减少剂量。

4. 尿潴留

帕金森免疫系统药物具有副交感神经阻滞的作用,可导致老年人尿失禁、尿潴留,尤其是患有良性前列腺增生和膀胱颈纤维的老年患者。用药时,应先少量服用,然后缓慢添加。

(二)老年人药物治疗的基本原则

1. 个人原则

根据老年人的特殊情况,应进行综合分析,以确定和明确用药适应证,并制定适当的治疗方案,包括药物选择、剂量、用药时间和患者的适当管理。如果老年人患肝炎不应使用可的松,应使用氢化可的松进行治疗;氨基糖苷类药物不适用于肾功能衰竭患者和老年患者。

2. 初步处理

老年多发疾病患者应优先接受紧急治疗。例如,冠心病患者感冒时应先缓解发热症状,并停止服用引起血液循环和化瘀的药物以提高免疫力,以防止药物组合不良反应增加。

3. 医学原理

尽管有许多与老年人有关的疾病都需要服药,但我们应该注意的是,在用药过程中,避免不必要的用药和联合治疗,这不仅可以减轻患者的经济负担,还可以减少药物相互作用的发生率。应从多个方面控制多种药物的使用,并尽可能采用长期规划,以减少老年人的药物滥用。

4. 减少药物使用的原则

老年人身体特征和药代动力学的变化使他们对药物更敏感,降低了药物的安全性,降低了他们的耐受性。因此,除非能够充分利用抗生素,否则应适当减少其他药物使用,尤其是麻醉、助眠、镇痛类型的药物,中枢神经系统反应药老年人用量为成人剂量的1/2或1/3;强心剂用量老年人应为常规的1/4～1/2。

5.食物管理原则

由于身体长期处于病理状态,大多数老年人蛋白质摄取不充足,因此他们需要增加饮食中的蛋白质含量,并尽可能多地摄入维生素。

三、老年人的用药护理

(一)老年人用药方法指导

(1)药物标记:若老年人服药次数和种类较多,应详细讲解、描述片剂的名称、功效、用量和持续时间(饭前、饭后、睡前等),并在片剂上贴上标签,以便确认。必须随时服用的药物准备好并放在带有清晰颜色标记的药袋中。例如,带有红色标记的药袋用于早上吃药,白色标记用于下午吃药,绿色标记用于晚上吃药。每次服用完所需药物后,检查药袋中是否有残留物。

(2)按时服药:可以使用闹钟或其他方式来提醒老年人,可以将药物放在老年人容易看到的稳定地方,告诉他们按时服药,以防止间断使用或忘记使用。

(3)用药观察:服药前,检查药品是否过期。仔细解释服药后的不良反应。观察用药后的反应和不良反应。如果出现异常症状,药物应立即停止,其余药物应保留,患者应就医。

(4)剂量与配伍禁忌:服药过程中,若需另服其他药物应经过医生许可。同服多种药物时应注意配伍禁忌,如红霉素不能与阿司匹林同服;磺胺类药物不能与维生素 C 同服等,应详细查看药物说明书上的配伍禁忌。

(5)药品保管:不要将药物放在老年人的床头桌上,防止其因意识不清而误服药物。另外,将药物定点归类保管,注意药物保存方法,避免置于光线直射和潮湿处。定期检查药物有效期,及时丢弃过期药物。

（6）特殊患者指导：面部肌肉麻痹的老年人口内可能残留药物，服药后应确认老年人口内有无药物残留。另对于服药依从性差和拒绝服药的患者，应监督患者服药到口，并让老年人张口确认，防止其藏于舌下。

（二）老年人用药依从性的提高

老年人对治疗不满意，除了病因病机不明、缺乏有效治疗外，还有一些问题不容忽视，即患者不按处方用药。老年人很容易因为记忆力减退而忘记服用药物或服用不适当的药物；经济收入的减少、对副作用的担忧、家庭支持不足以及社会和其他原因导致了药物使用的无效性，也导致了药物的停止或间断，改善老年人依从性的措施包括以下几点。

1. 加强监测

（1）住院患者：严格执行药品管理，将药品送到患者床上，监督患者服药。

（2）对于出院后服药的老年人：护理人员应在言语和书面上描述药物的姓名、数量、疗效、不良反应和服药时间。

（3）对于空巢独居的老年人，应加强社区护理。老年人每天应该服用的药物可以放在一个特殊的盒子里，分为4个盒子。每个方框都描述了药物治疗的时间框架，以鼓励老年人按时服用，改善他们的药物治疗习惯。

2. 开展健康教育

借助大众媒体，护士可以运用专业学科、咨询小组、信息化、自我指导等教育方式，对老年人进行药物知识再帮助，提高自身管理能力，通过充分利用与外部教育、内部教育和社区教育相关的健康教育系统，促进他们的实际服药行为。

3. 建立良好的关系

护士应鼓励老年人参与治疗计划和护理计划的制订，以便老年人了解整体治疗计划中所有物质之间的关系,促进老年人享受治疗,提高老年人对药物的依从性。

4.行为干预

老年人应保留药物记录和个人检查记录,将老年人的药物行为与他们的日常习惯联系起来,比如设置一个闹钟,提醒他们记住,加强服药行为,确保老年人能够按时服药。

第六章 临床合并症或并发症综合护理案例

案例一 脑梗死后遗症

病例一

姓名:刘某方

主诉:吐词不清、左侧肢体无力2余年,认知功能障碍1余年。

现病史:入院前2年患者于家中无明显诱因出现吐词不清、口角歪斜,能勉强与人沟通,伴左侧肢体无力,手不能活动,腿可勉强拖动,无头痛、头晕,无视物重影,无恶心、呕吐,无饮水呛咳、吞咽困难,无肢体抽搐、意识障碍,遂至医院神经内科行头颈部CTA+CTP示:①右侧额颞岛叶、半卵圆中心及基底节见大片状稍低强化影,考虑脑梗死可能;②脑萎缩。予以依达拉奉清除氧自由基,疏血通改善循环,阿托伐他汀钙片稳定斑块,甘露醇+呋塞米降低颅内压,奥卡西平、左乙拉西坦治疗抽搐,患者生命体征平稳,遗留言语功能障碍、左侧偏瘫,1年多前患者认知功能障碍加重,出现记忆力下降,几乎无对答,情绪波动,睡眠差,门诊以"脑梗死后遗症"收治入院。有活动后心累、气促病史20余年,于当地医院诊断"冠心病、心房颤动",长期服用"速效救心丸"治疗(具体用量不详),平素于快步行走或爬楼等活动时感心累、气促。脑梗后卧床及坐轮椅。患者房颤,与家属沟通拒绝抗凝治疗。

有高血压病史 20 余年,最高血压 180/? mmHg,既往长期规律服用"氯沙坦钾、硝苯地平片"降压治疗(具体用量不详),血压控制在(130～150)/(70～90)mmHg,目前长期服用比索洛尔、缬沙坦片控制血压,血压控制可。

既往史:患者平素健康状况良好。否认糖尿病病史。患者长期患有慢性胃炎及睾丸鞘膜积液病史。

患者在神经内科住院期间曾出现肢体不自主抖动,无意识丧失,考虑继发性癫痫可能,目前暂无肢体自主抖动,同时完善 CTA 见右侧颈内动脉闭塞及右侧大脑中动脉闭塞,颅内外多发动脉粥样硬化伴狭窄。前列腺增生病史多年,长期坦索罗辛治疗。

个人史:出生于重庆,生长于重庆。否认吸烟史。否认饮酒史。否认食物、药物过敏史。否认疫水接触史,否认疫区久居。否认放射性物质及化学毒物接触史。否认输血史。预防接种史按规定。

婚育史:已婚,配偶健在。

子女:一子。

家族史:配偶健康状况一般。子女健康。否认家族传染病史。否认糖尿病、血友病家族遗传病史。

新冠肺炎疫情病史:发病前 14 d 内无病例报告社区的旅行史或居住史;发病前 14 d 内与新型冠状病毒感染的患者或无症状感染者无接触史;发病前 14 d 内无接触过来自有病例报告社区的发热或有呼吸道症状的患者;2 周内在(家庭/办公室/学校/班级)等场所无接触过来自有病例报告社区的发热或有呼吸道症状的患者。

【体格检查】

T 36.5 ℃,P 68 次/min,R 19 次/min,BP 134/69 mmHg。

一般情况:患者本次发病以来,食欲正常,神志清醒,精神尚可,睡眠欠佳,大便正常,小便正常,体重无明显变化。发育正常,营养良好,体型正力型,体位左侧偏瘫,推入病区,查体部分合作,较少言语对答,可点头、握手,能完成部分指令性动作,饮水未见明显呛咳,能对答。

皮肤黏膜:正常,腹股沟处有发红脱屑,无皮下出血,无肝掌,无蜘蛛痣。

全身浅表淋巴结:无肿大。

头颅五官:无畸形。眼睑正常,结膜正常,巩膜无黄染,双侧瞳孔等大、等圆,左眼瞳孔直径 2 mm,对光反射存在;右眼瞳孔直径 2 mm,对光反射存在。外耳道无畸形,无分泌物,乳突区无压痛。鼻外形正常,无鼻阻,无分泌物,副鼻窦区无压痛。口唇无畸形,咽喉部无充血,扁桃体无肿大。

周围血管征:阴性。

腹部:外形正常。腹部触诊无压痛,无反跳痛,未触及肿块。肝肋下未触及,脾肋下未触及,双肾区无叩击痛。腹部无移动性浊音。肠鸣音正常,无气过水声,无血管杂音。直肠肛门未查。

外生殖器:未查。

脊柱:无畸形,无压痛。

四肢:正常,无关节红肿、关节强直、关节疼痛,无杵状指(趾),无肌肉萎缩,无下肢静脉曲张。右侧肢体可见自主活动,肌力尚可,左侧肢体未见自主活动,肌张力不配合,生理反射存在,左侧巴氏征阳性、右侧阴性,左下肢轻微水肿。

【诊断】

1. 大面积脑梗死后遗症,左侧偏瘫。

2. 混合型痴呆(阿尔茨海默病)。

3. 继发性癫痫?

4. 右侧颈内动脉闭塞及右大脑中动脉闭塞。

5. 颅内外多发动脉粥样硬化伴狭窄。

6. 冠状动脉粥样硬化型心脏病,心脏扩大,心房颤动,心功能Ⅲ级。

7. 高血压病 3 级,很高危,高血压心脏病。

8. 双膝骨关节炎。

9. 前列腺增生症。

10. 慢性胃炎。

11. 右侧睾丸鞘膜积液。

12. 股癣。

【首次病程】

患者刘某方,男,1933 年 1 月 17 日生,因"吐词不清、左侧肢体无力 2 年,认知功能障碍 1 余年"入院。

1. 患者男,1933 年 1 月 17 日生。

2. 主要表现:①2 年多前出现吐词不清,伴左侧肢体无力,遂至神经内科行头颈部 CTA+CTP 示:右侧额颞岛叶、半卵圆中心及基底节见大片状稍低强化影,考虑脑梗死可能;脑萎缩。予以依达拉奉清除氧自由基,疏血通改善循环,阿托伐他汀钙片稳定斑块,甘露醇+呋塞米降低颅内压,奥卡西平、左乙拉西坦治疗抽搐,患者生命体征平稳,遗留言语功能障碍、左侧偏瘫,1 年多前患者认知功能障碍加重,出现记忆力下降,几乎无对答,情绪波动,睡眠差,门诊以"脑梗死后遗症"收治入院。②活动后心累、气促病史 20 余年,于当地医院诊断"冠心病、心房颤动",长期服用"速效救心丸"治疗(具体用量不详),平素于快步行走或爬楼等活动时感心累、气促。③有高血压病史 20 余年,最高血压 180/? mmHg,既往长期规律服用"氯沙坦钾、硝苯地平片"降压治疗(具体用量不详),血压控制在130/70～150/90 mmHg,目前长期服用比索洛尔、缬沙坦片控制血压,血压控制可。

3. 既往史及家族史:患者平素健康状况差。神经内科住院期间曾出现肢体不自主抖动,无意识丧失,考虑继发性癫痫可能,目前暂无肢体自主抖动,同时完善 CTA 见右侧颈内动脉闭塞及右侧大脑中动脉闭塞,颅内外多发动脉粥样硬化伴狭窄。前列腺增生病史多年,长期坦索罗辛治疗。患者长期患有慢性胃炎及睾丸鞘膜积液。

4. 查体:T 36.5 ℃,P 68 次/min,R19 次/min,BP 134/69 mmHg,查体部分合作,较少言语对答,可点头、握手,能完成部分指令性动作,饮水未见明显呛咳,心前区未见异常隆起,心界向左扩大,心率78 次/min,心律不齐,房颤,各瓣膜区未闻及病理性杂音。腹软,无压痛、反跳痛及肌紧张。腹股沟处有发红脱屑。右侧肢体可见自主活动,肌力尚可,左侧肢体未见自主活动,肌张力不配合,生理反射存在,左侧病理征阳性、右侧阴性,左下肢轻微水肿。

5. 辅助检查:暂缺。

【诊断依据和鉴别诊断】

1. 大面积脑梗死后遗症期(右侧额颞岛叶、半卵圆中心及基底节),左侧偏瘫。依据:患者因发现吐词不清、左侧肢体无力 2 年余入院,完善 CT 发现右侧额颞岛叶、半卵圆中心及基底节见大片状稍低强化影,经治疗后遗留言语功能障碍、左侧偏瘫,之后出现认知功能障碍并进行性加重。查体:痴呆状态,多为卧床,可见左侧肢体无自主活动,几乎无言语对答,故考虑诊断。

2. 混合型痴呆(血管性痴呆、阿尔茨海默病)。依据:患者大面积脑梗死后遗留偏瘫及语言功能障碍,近 1 年多前患者语言功能进一步减退,出现记忆力下降,言语不清加重,几乎无对答,认知功能障碍加重,故考虑诊断。

3. 继发性癫痫?依据:患者既往因突发脑梗死于神经内科住院期间曾出现肢体不自主抖动,无意识丧失,考虑继发性癫痫可能,目前暂无肢体自主抖动。

4. 右侧颈内动脉闭塞及右侧大脑中动脉闭塞。依据:患者于神经内科住院期间完善 CTA 见右侧颈内动脉闭塞及右侧大脑中动脉闭塞,故考虑诊断。

5.颅内外多发动脉粥样硬化伴狭窄。依据:患者于我院神经内科住院期间完善 CTA 后诊断。

6.冠状动脉粥样硬化性心脏病,心脏扩大,心房颤动,心功能Ⅲ级。依据:老年男性,有活动后心累、气促病史 20 余年,于当地医院明确诊断,长期冠心病二级预防治疗,结合心电图检查,故诊断。

7.高血压病 3 级,很高危,高血压心脏病。依据:老年男性,有高血压病史 20 余年,最高血压 180/? mmHg,长期规律服用降压治疗,故诊断。

8.双膝骨关节炎。依据:患者既往住院期间完善 X 射线片,故诊断。

9.前列腺增生症。依据:既往诊断,有尿频尿急、排尿困难,长期药物治疗。

10.慢性胃炎。依据:患者既往长期腹痛、恶心、反酸等不适,予以铝碳酸镁咀嚼片、PPI 等治疗后好转,必要时予以胃镜确诊。

11.右侧睾丸鞘膜积液。依据:患者既往完善阴部超声提示右侧睾丸鞘膜积液,故诊断。

【治疗计划】

1.老年科护理常规,二级护理,吸氧,监测血压、心率、指氧饱和度,防跌倒,留陪伴。

2.继续予以缬沙坦片降压、阿托伐他汀 20 mg,每天 1 次,调脂、比索洛尔片 5 mg,每天 1 次,控制心室率,单硝酸异山梨酯及丹参滴丸改善冠心病症状,曲美他嗪 20 mg,每天 3 次,美金刚改善认知,喹硫平控制精神行为症状,坦索罗新改善尿频尿急症状等对症等治疗。

3.待相关结果后制定下一步治疗方案。

【查房报告】

副主任医师今日查房:听取病史汇报,查看患者及查体后,总结/补充病史如下。

1. 患者男,1933 年 1 月 17 日生。

2. 主要表现

(1)词不清,伴左侧肢体无力在 2 年多前出现,当时至重庆某院神经内科行头颈部 CTA+CTP 示:①右侧额颞岛叶、半卵圆中心及基底节见大片状稍低强化影,考虑脑梗死可能;②脑萎缩。予以依达拉奉清除氧自由基,疏血通改善循环,阿托伐他汀钙片稳定斑块,甘露醇+呋塞米降低颅内压,奥卡西平、左乙拉西坦治疗抽搐,遗留言语功能障碍、左侧偏瘫,1 年多前患者认知功能障碍加重,出现记忆力下降,几乎无对答,情绪波动,睡眠差,门诊以"脑梗死后遗症"收治入院。

(2)活动后心累、气促病史 20 余年,于当地医院诊断"冠心病、心房颤动",长期服用"速效救心丸"治疗(具体用量不详),平素于快步行走或爬楼等活动时感心累、气促,现卧床,家属拒绝抗凝治疗。

(3)有高血压病史 20 余年,最高血压 180/? mmHg,既往长期规律服用"氯沙坦钾、硝苯地平片"降压治疗(具体用量不详),血压控制在 130/70～150/90 mmHg,目前长期服用比索洛尔、缬沙坦片控制血压,血压控制可。

3. 既往史及家族史:无补充。

4. 查体:血压 170/96 mmHg,心率 66 次/min,吸氧 3 L/min,血氧饱和度 95%,查体部分合作,较少言语对答,可点头、握手,能完成部分指令性动作,饮水未见明显呛咳,心界向左扩大,心前区未见异常隆起,心率 66 次/min,心律不齐,房颤律,各瓣膜区未闻及病理性杂音。腹软,无压痛、反跳痛及肌紧张。腹股沟处有发红脱屑。

右侧肢体可见自主活动,左侧病理征阳性、右侧阴性,左下肢轻微水肿。

5.辅助检查:心电图,心房颤动,V_1/V_2导联呈RSR(QR),右室传导延迟。

副主任医师今日查房:患者一般情况可,无特殊变化。查体:血压144/84 mmHg,心率76次/min,吸氧3 L/min,血氧饱和度96%,生命体征平稳,神清,较少言语对答,可点头、握手,能完成部分指令性动作,皮肤黏膜温度适中,未见皮疹、皮下出血、肝掌、蜘蛛痣;全身浅表淋巴结未扪及肿大;巩膜无黄染;颈软,无抵抗,甲状腺未扪及肿大,未触及震颤,无血管杂音;呼吸运动正常,呼吸节律均匀整齐,未闻及额外心音,未闻及奔马律;房颤律。腹部平坦,未见静脉曲张,未见胃肠型及蠕动波,未见异常隆起,未闻及振水音,肝脾肋下未扪及。腹股沟处有发红脱屑。右侧肢体可见自主活动,肌力尚可,左侧肢体未见自主活动,肌张力不配合,生理反射存在,左侧病理征阳性、右侧阴性,左下肢轻微水肿。

辅助检查补充:血常规示白细胞总数$7.38×10^9$/L,血红蛋白161.0 g/L,血小板$107×10^9$/L,血小板分布宽度(SD)19.0 fl↑,单核细胞绝对值$0.57×10^9$/L↑。肝肾功:前白蛋白186 mg/L↓,总蛋白61 g/L↓,白蛋白33 g/L↓,碱性磷酸酶133 U/L↑,尿酸506 μmol/L↑,胱抑素C 1.31 mg/L↑,二氧化碳总量20.5 mmol/L↓,估算肾小球滤过率64.0 mL/(min×1.73 m^2)↓。

副主任医师查房后指示:患者目前病情相对平稳,暂维持现有治疗方案,密切关注患者病情变化,积极处理。

副主任医师今日查房:患者无特殊变化。查体:BP 118/92 mmHg,查体部分合作,较少言语对答,可点头、握手,能完成部分指令性动作,饮水未见明显呛咳,心前区未见异常隆起,心率68次/min,心律不齐,S_1强弱不等,脉短绌,左侧肢体未见自主活动,肌张力不配合,生理反射存在,左侧病理征阳性、右侧阴性,左下肢轻微水肿。

心电图:心房颤动,V_1/V_2导联呈 RSR(QR),右室传导延迟。

副主任医师查房后指示:患者目前病情平稳,继续当前有效治疗方案,关注患者体温、呼吸、血压等病情变化,随访患者电解质等指标。

副主任医师今日查房:患者安静休息,未见喘累不适。T 36.2 ℃,P 64 次/min,R 19 次/min,BP 121/72 mmHg。精神可,查体部分合作,少语。颈软,气管居中。左侧肢体未见自主活动,肌张力检查不配合,生理反射存在,左侧病理征阳性、右侧阴性,双下肢不肿。

副主任医师查房后指示:患者目前病情较平稳,无特殊不适,可继续当前冠心病二级预防、抗凝、降压、利尿、抗痴呆等治疗。

病例二

姓名:王某

主诉:左侧肢体无力伴言语不清 2 年余。

现病史:2 年多前,患者于康复科住院期间突发左侧肢体无力,伴言语不清,无意识丧失,无恶心、呕吐,无四肢抽搐,无大小便失禁,立即完善头颅 CT,示双侧额叶、侧脑室旁及基底节区多发腔隙性梗死灶。脑萎缩;双侧侧脑室旁白质脱髓鞘改变。头颈 CTA:双侧额叶、侧脑室旁及基底节区多发腔隙性梗死灶。脑萎缩;双侧侧脑室旁白质脱髓鞘改变。甲状腺右叶后份不规则结节,考虑肿瘤性病变可能,请结合相关检查。双肺尖散在慢性炎症。右侧第 3 肋前段陈旧性骨折。CTA:前交通动脉可疑小瘤样突起;主动脉弓、双侧颈总动脉分叉处及双侧颈内动脉虹吸部管壁混合斑块形成,右侧大脑前动脉 A_1-A_2 段点状钙化,局部管腔轻度狭窄;左侧大脑后动脉 P_1 段发育不良,右侧胚胎型大脑后动脉;左侧脉络膜前动脉起始处膨出;右侧椎动脉颅内段稍纤细。CTP:扫描层面右侧丘脑似见斑片状 CBF 降低,MTT 升高区域,不除外局部缺血可能。遂于神经内科诊治,予以溶栓、阿托伐他汀调脂、依达拉奉清除氧自由基等治疗处理,患者溶栓后 24 h 复查头颅 CT:双侧额叶、侧脑室旁及基底节区多发腔隙性梗死灶。脑萎缩,双侧侧脑室旁白质脱髓鞘改变。蝶窦、筛窦及右侧上颌窦炎症。未见出血,加用阿司匹林抗血小板、银杏叶提取物改善循环等治疗后,患者现仍吐词欠清,交流困难,遗留左侧肢体运动功能障碍、平衡功能障碍。病程中多次因左侧肢体乏力及头晕加重住院治疗,予以对症治疗后症状缓解出院。4 个月前,患者无明显诱因再次出现左侧肢体乏力加重,左上肢不能平举,伴头昏,偶有天旋地转感,无头痛,无恶心、呕吐,无视物模糊,于我院住院。患者合并多种基础疾病,仍需住院治疗,因医保结算需要办理出院后再次入院,门诊以"脑梗死后遗症"收治住院。

2 年多前于医院诊断"原发性高血压病 2 级,很高危",最高血压不详,平素予以氨氯地平片 2.5 mg 每天 1 次+替米沙坦 20 mg 每晚 1 次降压对症,血压控制尚可。后因血压较低,停服降压药。

患者本次发病以来,食欲正常,神志清醒,精神欠佳,睡眠尚可,大便干结,需服用乳果糖等软化大便药物,小便正常,体重无明显变化。

既往史:患者平素健康状况一般。家属诉既往院外诊断冠心病 12 年,长期口服辅酶 Q10 改善心肌功能。有腰椎间盘突出症 10 年,平素有双下肢麻木、无力,影响日常行走,5 年前需靠助行器行走,3 年前需使用轮椅。3 年前于神经内科诊断为阿尔茨海默病、脑梗死、动脉瘤,未手术,出院后未规律服药。患者 3 年前于眼科住院治疗,诊断为"双眼年龄相关性白内障",行左眼白内障超声乳化摘除+人工晶体植入术,术后左眼视力明显好转。4 年前因外伤致左足趾骨骨折于医院行钢针内固定治疗。3 年多前诊断"左股骨颈骨折、骨质疏松、胸腔积液",于骨科在全麻下行左侧人工股骨头置换术,康复治疗2个月后可在助行器辅助下行走。

甲状腺彩超:①甲状腺左右叶异常回声,TI-RADS:最大者4A类,余者3类。②右侧颈部Ⅱ区淋巴结,淋巴门结构偏心。否认传染病史。否认食物、药物过敏史。否认手术外伤史。否认输血史。预防接种史按规定。

【体格检查】

T 36.5 ℃,P 72 次/min,R 18 次/min,BP 114/57 mmHg。

一般情况:发育正常,营养良好,体型正力型,自主体位,推入病区,查体合作,神志清晰,吐词不清,对答多不切题。

皮肤黏膜:正常,无皮疹,无皮下出血,无水肿,无肝掌,无蜘蛛痣。

全身浅表淋巴结:无肿大。

头颅五官:无畸形。眼睑正常,结膜正常,巩膜无黄染,双侧瞳孔等大、等圆,左眼瞳孔直径2 mm,对光反射存在;右眼对光反射存在。外耳道无畸形,无分泌物,乳突区无压痛。鼻外形正常,无鼻阻,无分泌物,副鼻窦区无压痛。口唇无畸形,咽喉部无充血,扁桃体无肿大。

颈:软,对称,颈静脉无怒张,肝颈静脉回流征阴性,颈动脉搏动正常,气管居中,甲状腺无肿大,无血管杂音。胸廓正常、对称,双肺呼吸音清,未闻及干湿啰音。心前区无异常隆起,心尖搏动位于左侧锁骨中线第5肋间内约0.5 cm,心浊音界正常。心率80次/min,心律不齐,各瓣膜听诊区未闻及病理性杂音。周围血管征阴性。

腹部:外形正常。腹部触诊无压痛,无反跳痛,未触及肿块,肝肋下未触及,脾肋下未触及,双肾区无叩击痛。腹部无移动性浊音。肠鸣音正常,无气过水声,无血管杂音部。直肠肛门未查。

外生殖器:未查。脊柱无畸形,无压痛。

四肢：正常，无关节红肿、关节强直、关节疼痛，无杵状指（趾），无肌肉萎缩，无下肢静脉曲张。

神经系统：生理反射存在，病理反射未引出。

四肢：肌张力正常，右侧肢体肌力 5 级，左上肢肌力 4 级，左下肢肌力 4 级。

【入院诊断】

1. 脑梗死后遗症。

2. 左髋关节置换术后。

3. 原发性高血压 2 级，很高危。

4. 阿尔茨海默病性痴呆。

5. 腰椎间盘突出症。

6. 骨质疏松症。

7. 腔隙性脑梗死。

8. 前交通动脉小动脉瘤。

9. 冠状动脉粥样硬化性心脏病？

10. 左眼人工晶体植入术后。

11. 甲状腺结节性质待查：肿瘤病变？

12. 阵发性房颤。

13. 便秘。

【鉴别诊断及诊断依据】

1. 脑梗死后遗症。依据：患者高龄女性，起病急，主要表现为突发左侧肢体无力伴言语不清，头颅 CT 支持，予以溶栓等治疗后，现遗留左侧肢体运动功能障碍、平衡功能障碍，故诊断。

2. 左髋关节置换术后。依据：既往我院诊断"左股骨颈骨折、骨质疏松、胸腔积液"，于骨科在全麻下行左侧人工股骨头置换术，故诊断。

3. 原发性高血压 2 级，很高危。依据：既往于医院诊断"原发性高血压病 2 级,很高危",最高血压不详,既往口服降压药控制血压,现因血压较低,已停用降压药。

4. 阿尔茨海默病性痴呆。依据:患者高龄女性,缓慢起病,以记忆力、认知功能减退为主要表现,存在记忆力、计算力、定向力障碍,故考虑诊断。

5. 腰椎间盘突出症。依据:有腰椎间盘突出症 10 余年,平素有双下肢麻木、无力,影响日常行走,5 年前需靠助行器行走,3 年前需使用轮椅。

6. 骨质疏松症。依据:患者高龄女性,有长期全身多处骨痛症状,故考虑。

7. 腔隙性脑梗死。依据:既往诊断明确。

8. 前交通动脉小动脉瘤。依据:既往多次头颅 CT、CTA 支持,故诊断。

9. 冠状动脉粥样硬化性心脏病?依据:家属诉既往院外诊断冠心病 12 年,现长期行冠心病二级预防治疗。

10. 左眼人工晶体植入术后。依据:既往明确手术史,故诊断。

11. 甲状腺结节性质待查:肿瘤病变?依据:患者既往行头颈部CTA 提示甲状腺右叶后份不规则结节,考虑肿瘤性病变可能,故诊断。

12. 阵发性房颤。依据:患者既往于我科住院时多次查心电图提示房颤心律,但有时心电图提示窦性心律,故考虑阵发性房颤。

13. 便秘。依据:患者高龄女性,存在大便干结,数日不解大便表现,现长期服用乳果糖软化大便治疗。

【治疗计划】

1. 老年科护理常规、二级护理,低盐低脂饮食,监测血压、心率;患者高龄,有心脑血管基础病史,予以中心吸氧,监测指氧饱和度。

2. 目前暂给予氯吡格雷抗血小板,阿托伐他汀调脂稳定斑块,福松改善患者便秘情况,喹硫平改善精神行为异常症状等治疗。患者脑梗死后遗症期,进食偶有呛咳,且患者存在久坐,活动量少,请康复科会诊协助指导康复方案制定及实施。

3.择期完善血常规、肝肾功、电解质、凝血象等检查。

【查房报告】

副主任医师今日查房:听取病史汇报,查看患者及查体后,总结/补充病史如下:

1.患者老年女性,起病缓,病程长。

2.主要表现:①2年多前无明显诱因突发左侧肢体无力,伴言语不清,立即完善头颅CT,考虑"急性脑梗死",予以溶栓、阿托伐他汀调脂、依达拉奉清除氧自由基等治疗处理,患者溶栓后24 h复查头颅CT未见出血,加用阿司匹林抗血小板、银杏叶提取物改善循环等治疗后好转,遗留左侧肢体运动功能障碍、平衡功能障碍。②2年多前诊断"原发性高血压病2级很高危",最高血压不详,既往口服降压药控制血压,后因血压较低,现已停用降压药。

3.既往史及家族史:同前无补充。

4.查体:生命体征平稳。BP 121/62 mmHg,心率72次/min,血氧饱和度96%,认知功能障碍,吐词不清,对答部分切题。颈软,颈静脉无充盈,双肺呼吸音清,未闻及明显干湿啰音。心界不大,心律齐,各瓣膜区未闻及病理性杂音。腹平坦,无压痛。双下肢无水肿。四肢肌张力正常,右侧肢体肌力5级,左上肢肌力4级,左下肢肌力4级。躯体感觉正常。四肢腱反射对称,左侧巴宾斯基征阳性,右侧巴宾斯基征阴性。脑膜刺激征阴性。

5.辅助检查:双下肢血管彩超:双下肢深静脉未见异常。

下一步诊治:患者诊断明确,考虑高龄,目前治疗以对症治疗为主,继续予以氯吡格雷抗血小板,阿托伐他汀调脂稳定斑块,福松改善患者便秘等治疗。患者长期坐于轮椅休息,下肢活动少,需警惕下肢深静脉血栓形成,双下肢血管彩超:双下肢深静脉未见异常。可考虑予以气压治疗。同时患者存在阵发性房颤,与患者家属沟通拒绝抗凝治疗,警惕房颤本身存在的脑血管意外风险,若患者突发意识改变、再发肢体乏力等表现。

副主任医师今日查房:患者一般情况可,无诉特殊变化,查体:生命体征平稳,神清,对答切题,皮肤黏膜温度适中,未见皮疹、皮下出血、肝掌、蜘蛛痣;全身浅表淋巴结未扪及肿大;巩膜无黄染;颈软,无抵抗,甲状腺未扪及肿大,未触及震颤,无血管杂音;呼吸运动正常,呼吸节律均匀整齐,双肺呼吸清,未闻及明显干湿啰音,未闻及胸膜摩擦音,无呼气延长;心前区无隆起,心尖搏动正常,心尖搏动位于第五肋间左锁骨中线内约 0.5 cm,未触及震颤,未闻及额外心音,未闻及奔马律;腹部平坦,未见静脉曲张,未见胃肠型及蠕动波,未见异常隆起,未闻及振水音,肝脾肋下未扪及。血常规:平均红细胞体积 99.7 fL↑,平均红细胞血红蛋白浓度 318.0 g/L↓,单核细胞绝对值 0.41×10^9/L↑。尿常规:尿隐血 +－P,白细胞 27 个/μL↑,细菌 33 450 个/μL↑。生化:总蛋白 59 g/L↓,白蛋白 38 g/L↓,二氧化碳总量 22.2 mmol/L↓,估算肾小球滤过率 68.5 mL/(min×1.73 m²)↓。大便常规提示正常。

副主任医师查房后指示:患者目前病情相对平稳,暂维持现有治疗方案,密切关注患者病情变化,积极处理,患者无特殊不适,查体:BP 135/77 mmHg,认知功能障碍,吐词不清,对答大部分不切题。颈软,颈静脉无充盈,双肺呼吸音清,未闻及明显干湿啰音。心律齐,各瓣膜区未闻及病理性杂音。腹平坦,腹部查体阴性,双下肢无水肿。

副主任医师查房后指示:患者无特殊不适,继续予以喹硫平改善精神行为异常、抗血小板、调脂等治疗,续观。做好出院方案的准备。

案例二　痴　呆

姓名:邱某华

主诉:"记忆力下降、少语 2 余年,加重 3 个月余"入院。

现病史:4 年多前患者诊断为脑梗死。长期口服拜阿司匹林肠溶片 100 mg,每天 1 次,辛伐他汀 20 mg,每天 1 次,诉血压控制良好,波动在 120/(60~70)mmHg,近期患者未诉头晕、头痛等症状。2 年余前患者无明显诱因出现少语、记忆力明显减退,我院诊断考虑"痴呆",多奈哌齐 10 mg 口服,银杏叶片 20 mg 口服,每天 3 次等治疗,病情好转不明显。3 个月多前患者上述症状加重,生活完全不能自理,于美金刚 5 mg 口服,每天 1 次逐渐加量至 10 mg 口服,每天 1 次。2 d 多前患者无明显诱因出现胸闷,约持续 1 h,无大汗淋漓。心肺查体、心电图及心肌酶谱均未见明显异常。

既往史:患者健康状况一般。否认糖尿病病史、传染病史、过敏史。

个人史:否认吸烟史、饮酒史、疫水接触史,否认疫区久居。否认放射性物质及化学毒物接触史。

婚育史:已婚,配偶健康状况一般。

子女:二子,健康状况良好。

家族史:家人体健。否认家族传染病史。否认糖尿病、血友病家族遗传病史。

【体格检查】

T 36.1 ℃,P 72 次/min,R 18 次/min,BP 132/70 mmHg。

一般情况:发育正常,营养良好,记忆力下降,回忆不良。

皮肤黏膜正常:无皮疹,无皮下出血,无水肿,无肝掌,无蜘蛛痣。

全身浅表淋巴结:无肿大。

头颅五官:无畸形。眼睑正常,结膜正常,巩膜无黄染,双侧瞳孔等大、等圆,左眼瞳孔直径 3 mm,对光反射存在;右眼瞳孔直径 3 mm,对光反射存在。外耳道无畸形,无分泌物,乳突区无压痛。鼻外形正常,无鼻阻,无分泌物,副鼻窦区无压痛。口唇无畸形,咽喉部无充血,扁桃体无肿大。

脊柱:无畸形,无压痛。

四肢:正常,无关节红肿、关节强直、关节疼痛,无杵状指(趾),无肌肉萎缩,有下肢静脉曲张。

神经系统:生理反射存在,病理反射未引出。

专科检查:内科 VTE 风险评估 1 分,血栓风险低危,已向家属宣教,尽早活动,物理预防;营养风险评分 1 分,暂无高营养风险,嘱加强营养。

预后:患者高龄,治疗效果可能欠佳,预后差,住院期间可能出现感染性休克、呼吸困难、呼吸衰竭、肺栓塞、心脑血管意外、恶性心律失常、多器官功能衰竭,甚至呼吸心搏骤停、猝死等风险,需密切观察患者病情变化。

辅助检查:心电图未见明显异常;心肌酶谱:肌钙蛋白 I < 0.010 ng/mL,肌酸激酶同工酶<2.0 U/L,肌红蛋白 41 ng/mL。新型冠状病毒核酸检测:阴性。MMSE 检查得分 17 分。综合评估,夜间睡眠质量差,深睡眠 4 h 左右,醒后入睡困难。

【初步诊断】

1. 痴呆。

2. 陈旧性脑梗死。

3. 原发性高血压 2 级,高危。

【病例特点】

1. 2 年多前患者无明显诱因出现少语、记忆力明显减退,我院诊断考虑"痴呆",多奈哌齐 10 mg 口服,银杏叶片 20 mg 口服,每天 3 次等治疗,病情好转不明显。

2. 3 个月多前患者上述症状加重,生活完全不能自理,予美金刚 5 mg 口服,每天 1 次,逐渐加量至 10 mg 口服,每天 1 次。

3. 2 d 多前患者无明显诱因出现胸闷,约持续 1 h,无大汗淋漓。心肺查体、心电图及心肌酶谱均未见明显异常。

4. 4 年多前诊断为脑梗死。长期口服拜新同阿司匹林肠溶片 100 mg,每天 1 次,辛伐他汀 20 mg,每天 1 次,诉血压控制良好,波动在 120/(60~70)mmHg,近期患者未诉头晕、头痛等症状。

【拟诊讨论】

1. 诊断依据和鉴别诊断

(1)痴呆诊断依据:患者老年男性,近 2 余年进行性记忆力下降,既往诊断明确,故诊断。

(2)陈旧性脑梗死诊断依据:患者既往诊断明确,故诊断。

(3)原发性高血压 2 级高危诊断依据:患者有 10 余年高血压病史,长期口服降压药对症治疗,故诊断。

2. 诊疗计划:完善相关检查,患者入院后完善相关辅助检查。目前采取的主要治疗措施如下。

(1)老年科护理常规,二级护理,留陪伴,防跌倒,低盐低脂饮食,监测血压。

(2)入院后积极完善三大常规、凝血象、肝功、肾功、电解质、心肌酶谱、BNP、头颅 MRI、心脏彩超、腹部超声等相关检查。

(3)等待检查结果回示后再进行下一步处理。

3. 护理计划:①协助完善医疗检查,完善护理评估,内科护理。②完善护理综合评估。③生活部分自理,给以二级护理。④指导护工协助生活护理。

4. 患者目前医疗诊断为:①心悸待查。②痴呆。③高血压

2 级,高危。④陈旧性脑梗死。

5.护理诊断:①自理能力下降。②记忆障碍。③睡眠障碍。④跌倒风险。⑤走失风险。

【查房记录】

护士长查房记录如下。

患者医疗诊断:痴呆、陈旧性脑梗死、原发性高血压 2 级,高危。

患者护理评估:生活部分自理,记忆力下降有走失风险,睡眠障碍,阵发性胸闷心悸,防跌倒,有走失风险,有家属照护。

责任护士需要注意:指导家属生活照护,鼓励老年人力所能及自己照护;协助医疗进行智力评估完善和智力康复训练;睡眠照护,多关心;防走失的标志粘贴和指导;防跌倒标志粘贴和进行健康教育,强化患者自我预防;心悸胸闷的观察,生命体征严谨测量,客观记录,必要时吸氧并给予吸氧指导;人文关怀。

护理组长查房记录:根据护士长查房继续执行,加强健康教育和自理能力指导,做好康复教育。

患者入院半月,病情逐渐稳定,医生开具医嘱可以出院。

【出院护理记录】

1.教会家属居家对老年人进行自理能力下降的辅助方法。

2.每日根据记忆障碍训练方法进行计划训练,定期到医院门诊进行记忆康复训练。

3.创造舒适温暖的睡眠环境,让老人安心。

4.居室环境改造,减少障碍物,不穿拖鞋,外出陪同,降低跌倒风险和走失风险。

5.遵医嘱服用药物,发现不适,立即报告医院护士站,及时送医。

案例三　原发性高血压

姓名:胡某

主诉:发现血压升高12年,血压控制欠佳1周。

现病史:11年前,患者于体检时发现血压升高,最高180/? mmHg,偶有头晕,无头痛,无视物模糊,无恶心、呕吐,无心悸、胸闷等不适,平素口服施慧达降压治疗,血压控制在120/60 mmHg左右,2年前患者因头晕完善头部CT:少许脑缺血灶,长期应用培元通脑胶囊治疗症状可缓解。1周前,患者安静休息时于家中测量血压发现血压较前升高,波动在(160~180)/(80~90)mmHg,仍偶有头晕,患者为求进一步诊治,门诊以"原发性高血压3级,很高危"收入我科。

6年前,患者因体检行胸部平片检查发现右上肺包块,大小约2.5 cm,患者无咳嗽、咳痰,无咯血、呼吸困难,无头晕、头痛等不适,后于肿瘤医院进一步行胸部CT平扫检查,示右上肺占位性病变,建议手术治疗,遂于我院就诊,复查胸部增强CT示右肺上叶尖段见一软组织密度肿块影,呈分叶毛刺状,增强明显强化,故于全麻下行胸腔镜辅助下右上肺叶尖段切除+淋巴结清扫+胸腔粘连松解术,变送冰冻检示肺恶性肿瘤(未见病理分型),手术过程顺利,术后安返病房,并行持续心电监护、雾化吸入、促排痰、镇静止痛、营养支持等治疗,患者恢复良好出院。4年前患者无明显诱因感活动后气短、四肢乏力,无咳嗽、咳痰,无咯血、呼吸困难,无头昏、心悸等不适,后于我院治疗活血化瘀治疗后稍缓解;2年前患者于我科住院期间自觉喘累、憋气,完善肺功能检查提示重度混合性通气功能障碍,弥散功能中度下降,最大呼气流速-容量曲线:各项均有降低。考虑慢性阻塞性肺疾病,自行于呼吸内科门诊就诊后予以布地奈德及噻托溴铵处理;同时复查胸部 CT、头颅 CT 等检查未见转移及复发征象。

3 年前患者因牙痛,于口腔科门诊就诊后,遵口腔科医师意见加用奥硝唑+头孢唑肟抗感染,肿痛安止痛等治疗,服药后患者出现全身皮疹,予以左西替利嗪、氯雷他定、地塞米松、酮替芬、复方甘草酸苷、依匹斯汀、硫代硫酸钠、苯海拉明等药物抗过敏治疗后,患者皮疹反复出现。后于我院皮肤科门诊就诊,完善相关检查后考虑特应性皮炎,给予依匹斯汀胶囊 20 mg 口服,每天 1 次+他克莫司软膏 1 mg 外涂,每天 3 次,后患者皮炎逐渐好转。

既往史:否认糖尿病病史,患病时间 2 年前患者于我院住院期间自觉心悸明显,完善心电图提示室性早搏、室上性早搏,予以美托洛尔后患者症状缓解。否认冠心病病史患病时间。否认传染病史。否认食物过敏史,奥硝唑+头孢唑肟可疑过敏。有手术外伤史,曾行"第 4、5 腰椎间盘摘除术",具体不详;6 年前因"左肾癌"于我院泌尿外科行"后腹腔镜下左肾部分切除",术后病检回示左肾透明细胞癌二级($T_{1a}N_0M_0$)。左下肢静脉曲张,轻度水肿,长期应用迈之灵治疗。

婚育史:丧偶,育一子,体健。

家族史:家人体健,家族无遗传性疾病。

发病前 14 d 内新冠肺炎中高风险地区旅居史:无发病前 14 d 内与新型冠状病毒感染患者或无症状感染者接触史;无发病前 14 d 内接触过来自有病例报告社区的有发热或呼吸道症状的患者;入院前 48 h 内新型冠状病毒核酸检测结果阴性;新型冠状病毒疫苗接种情况:未完成全程接种,已接种第 2 针;接种后有无不良反应:无;新冠肺炎相关临床表现:无发热,干咳,乏力等。

患者平素健康状况良好。

【体格检查】

T 36.3 ℃,P 70 次/min,R 20 次/min,BP 137/67 mmHg。

一般情况:发育正常,营养良好,体型正力型,自主体位,步入病区,查体合作,神志清晰,对答切题。

皮肤黏膜:正常,无皮疹,无皮下出血,无水肿,无肝掌,无蜘蛛痣。

全身浅表淋巴结:无肿大、无压痛。

头颅五官:无畸形。眼睑正常,结膜正常,巩膜无黄染,双侧瞳孔等大、等圆,左眼瞳孔直径 3 mm,对光反射存在;右眼瞳孔直径 3 mm,对光反射存在。外耳道无畸形,无分泌物,乳突区无压痛。鼻外形正常,无鼻阻,无分泌物,副鼻窦区无压痛。口唇无畸形,咽喉部:无充血,扁桃体无肿大。

四肢:正常,无关节红肿、关节强直、关节疼痛,无杵状指(趾),无肌肉萎缩,无下肢静脉曲张。

神经系统:生理反射存在,病理反射未引出。

专科检查:内科 VTE 风险评估 1 分,血栓风险低危,已向家属宣教,尽早活动,物理预防。

辅助检查:暂缺。

【初步诊断】

1. 原发性高血压 3 级,很高危。

2. 右上肺恶性肿瘤右上肺叶切除术后。

3. 左肾透明细胞癌($T_{1a}N_0M_0$)术后。

4. 双下肢动脉粥样硬化。

5. 慢性阻塞性肺疾病。

6. 室性早搏,室上性早搏。

7. 皮疹:特应性皮炎。

8. 前列腺增生症。

9. 脑缺血灶。

10. 左下肢静脉曲张。

【拟诊讨论】

1. 诊断依据和鉴别诊断:

(1)原发性高血压3级,很高危。依据:患者12年前诊断为原发性高血压,最高达180/? mmHg,平素口服施慧达降压治疗,病史明确,故诊断,无须鉴别。

(2)右上肺恶性肿瘤,右上肺叶切除术后。依据:患者体检时发现右上肺占位,手术治疗后病检提示明确。

(3)左肾透明细胞癌($T_{1a}N_0M_0$)术后状态。依据:患者6年前因"左肾癌"于我院泌尿外科行"后腹腔镜下左肾部分切除",术后病检回示左肾透明细胞癌二级($T_{1a}N_0M_0$),病史明确,故诊断。

(4)双下肢动脉粥样硬化。依据:患者感下肢乏力,双下肢血管彩超提示:双下肢动脉粥样斑点形成,故诊断。

(5)慢性阻塞性肺疾病。依据:患者1年前自觉喘累、憋气,完善肺功能检查提示重度混合性通气功能障碍,弥散功能中度下降,最大呼气流速-容量曲线:各项均有降低,故诊断。

(6)室性早搏,室上性早搏。依据:半月前患者于我院住院期间自觉心悸明显,完善心电图提示室性早搏、室上性早搏。

(7)皮疹:特应性皮炎。依据:患者于我院皮肤科门诊就诊,完善相关检查后诊断明确,故考虑。

(8)前列腺增生症。依据:患者老年男性,存在排尿困难,故考虑诊断。

(9)脑缺血灶。依据:患者高血压病史,有头晕症状,2年前脑CT:少许脑缺血灶,长期应用培元通脑胶囊治疗症状可缓解。

(10)左下肢静脉曲张。依据:查体见左下肢静脉显露,下肢轻度水肿,迈之灵治疗有效。

2. 诊疗计划

(1)予以老年科护理常规、二级护理、中心吸氧。

（2）予以阿普唑仑片 0.4 mg 口服，每晚 1 次，左氨氯地平片 2.5 mg 口服，每天 1 次，氯沙坦钾片 50 mg 口服，每天 1 次，培元通脑胶囊 1 800 mg 口服，每天 3 次，坦索罗辛缓释胶囊 0.2 mg 口服，每晚 1 次，依匹斯汀胶囊 10 mg 口服，每天 1 次，迈之灵片 300 mg 口服，每天 2 次，他克莫司软膏 1 mg 外涂，每天 2 次，复方樟脑乳膏 1 mg 外涂，每天 3 次，双歧杆菌三联活菌胶囊 420 mg 口服，每天 2 次，虎力散胶囊 1 粒外用，每天 1 次，健胃消食片 4 片口服，下午，沙美特罗替卡松干粉吸入剂 1 喷吸入，每天 1 次，噻托溴铵吸入粉雾剂 1 粒吸入，每天 1 次，待相关检查结果回示，进一步制定诊疗方案。

【查房记录】

副主任医师今日查房，听取病史汇报，查看患者及查体后，总结/补充病史如下。

1. 患者老年男性，起病缓，病程长。

2. 主要表现：①患者有高血压 11 年，近日血压控制欠佳。②既往右上肺恶性肿瘤右上肺叶切除术后及左肾透明细胞癌（$T_{1a}N_0M_0$）术后，目前未见明显复发征象。③既往慢性阻塞性肺疾病及特异性皮炎诊断明确。

3. 既往史及家族史：无补充。

4. 查体：T 36.2 ℃，P 82 次/min，R 19 次/min，BP 132/67 mmHg。神清，精神可。胸廓正常、对称，双肺呼吸音清，未闻及明显干湿啰音。心前区无异常隆起，心尖搏动位于左侧锁骨中线第五肋间内约 0.5 cm，心浊音界正常。心率 80 次/min，心率齐，各瓣膜区闻及病理性杂音。腹软，腹部触诊无压痛、反跳痛及肌紧张，肠鸣音 4~6 次/min。生理反射存在，病理反射未引出。左下肢静脉曲张，轻度水肿。

5. 辅助检查:暂无。

副主任医师查房后指示:患者入院后血压控制可,继续当前治疗。

副主任医师今日查房,患者精神可,未诉特殊不适。

查体:T 36.6 ℃,P 66 次/min,R 19 次/min,BP 126/67 mmHg,指氧饱和度96%。神志清楚,对答切题,查体合作。颈软,无抵抗。胸廓无畸形,双肺呼吸音清晰,未闻及干湿啰音。心率66 次/min,律齐,各瓣膜听诊区未闻及病理性杂音。全腹软,无压痛、反跳痛,双下肢无水肿。

【出院记录】

副主任医师查房后指示:患者目前病情较平稳,拟出院。继续左氨氯地平+氯沙坦钾控制血压、沙美特罗及噻托溴铵控制慢阻肺、坦索罗辛改善尿频症状,莫沙必利及双歧杆菌改善胃肠道功能、阿普唑仑帮助睡眠等治疗。患者有慢性阻塞性肺疾病的病史,近期天气转凉,嘱患者注意保暖,避免受凉。

案例四　短暂性脑缺血发作

姓名:霍某

主诉:反复阵发性头昏4年,加重1 d。

现病史:4 年前患者无明显诱因出现头昏不适,不伴意识丧失,无头痛、恶心、呕吐、大小便失禁、跌倒、心悸,无呼吸困难、肢体乏力、感觉异常等,数分钟后自行缓解,多次于我院就诊考虑短暂性脑缺血,予以改善循环等处理后好转,1 d 前患者出现头晕加重,偶有头痛,数分钟后自行缓解,无视物旋转、意识丧失、黑矇等,未引起重视,故未就诊。今日前来我院门诊就医,门诊以"短暂性脑缺血发作"收入我院。

入院 8 年前患者因受凉后出现咳嗽,干咳为主,偶有咳白色泡沫痰,晨起明显,未引起患者视。以上症状反复发作,以冬春季好发,每年持续发作约 3 个月;曾多次在院外行胸片、肺功能等检查诊断"慢性支气管炎",静滴"青霉素",及口服"罗红霉素"治疗后,患者咳嗽症状可缓解。无潮热、盗汗,无咯血,无胸闷气促,无心累及呼吸困难,无双下肢水肿。患者于医院行胸片检查示:双下肺慢性支气管炎,肺气肿;患者未行特殊治疗。一年后胸片检查示:双肺纹理增多,右上肺少许小斑点影,左上肺陈旧性病灶,左侧心膈角片状影,肺气肿;4 年多前肺功能检查示:通气功能、残气功能、弥漫功能均正常,呼吸阻力,呼吸总阻力、总气道阻力、周边气道阻力均有增高。3 年多前,患者开始出现活动耐量下降,平路行走 100 m 即感喘累,且咳嗽、咳痰等症状持续时间较前明显延长。

7 年前,患者因全身多处疼痛行骨密度检查(未见报告)诊断"原发性骨质疏松",患者自诉对立庆过敏,服用后出现全身皮肤瘙痒,现仅服用醋酸钙补钙治疗中。

7 年前,患者感胸闷,偶有心慌,多次在院外(具体检查不详)诊断为"心肌缺血",无气促,无心前区疼痛及压榨性感,无夜间阵发性呼吸困难,无双下肢水肿;偶有活动后心累,现口服丹参滴丸,果糖二磷酸钠治疗。7 年前有间断上腹部胀痛伴反酸嗳气表现,近期加重。

患者本次发病以来,食欲正常,神志清醒,精神尚可,睡眠尚可,大便正常,小便正常,体重无明显变化。

既往史:患者平素健康状况良好。2 年前患者无明显诱因出现一过性头晕,无黑矇、晕厥、意识障碍,后患者就诊于我院,住院期间完善心电图等检查未见明显异常,结合患者既往头颅 CT 脑萎缩、腔隙性脑梗死病史,不排除与腔隙性脑梗死、短暂性脑供血不足等因素相关,但患者使用抗血小板及降脂药物后均出现全身皮肤瘙痒症状,故停用,予以改善循环、改善头晕等对症治疗后,上述症状有所好转。否认高血压病史患病时间。否认糖尿病病史。否认冠心病病史。

家族史:否认传染病史。否认食物过敏史。可疑药物过敏,自诉"波立维,降脂药"过敏。否认手术外伤史。否认输血史。预防接种史按规定。

新冠疫情史:患者近期无武汉及周边居住或旅游,未接触武汉及周边人员,无接触新型冠状病毒病确诊或疑似病例,无聚集性发病。

【体格检查】

T 36.5 ℃,P 88 次/min,R 18 次/min,BP 136/68 mmHg。

一般情况:发育正常,营养良好,体型正力型,自主体位,步入病区,查体合作,神志清晰,对答切题。

皮肤:黏膜正常,无皮疹,无皮下出血无水肿,无肝掌,无蜘蛛痣,全身浅表淋巴结无肿大。

头颅:五官无畸形。眼睑正常,结膜正常,巩膜无黄染,双侧瞳孔等大、等圆,左眼瞳孔直径 3 mm,对光反射存在;右眼瞳孔直径 3 mm,对光反射存在。外耳道无畸形,无分泌物,乳突区无压痛。鼻外形正常,无鼻阻,无分泌物,副鼻窦区无压痛。口唇无畸形,咽喉部无充血,扁桃体无肿大。

颈:软,对称,颈静脉无怒张,肝颈静脉回流征阴性,颈动脉搏动正常,气管居中,甲状腺无肿大,无血管杂音。

胸廓:正常、对称,双肺呼吸音清,未闻及干湿啰音。心前区无异常隆起,心尖搏动位于左侧锁骨中线第五肋间内约 0.5 cm,心浊音界正常。心率 88 次/min,心律齐,各瓣膜听诊区未闻及病理性杂音,周围血管征阴性。

腹部:外形正常。腹部触诊无压痛,无反跳痛,未触及肿块,肝肋下未触及,脾肋下未触及,双肾区无叩击痛。腹部无移动性浊音。肠鸣音正常,无气过水声,无血管杂音。直肠肛门未查。

外生殖器:未查。脊柱无畸形。

四肢:正常,无关节红肿、关节强直、关节疼痛,无杵状指(趾),无肌肉萎缩,无下肢静脉曲张。

神经系统:生理反射存在,病理反射未引出。

【入院诊断】

1. 短暂性脑缺血发作。

2. 慢性阻塞性肺疾病,稳定期。

3. 腔隙性脑梗死。

4. 原发性骨质疏松。

5. 冠状动脉粥样硬化性心脏病?

6. 脑萎缩。

7. 慢性胃炎。

8. 过敏性皮炎。

【鉴别诊断及诊断依据】

1. 短暂性脑缺血发作。依据:患者老年男性,有心脑血管疾病基础,以一过性头昏为主要表现,无偏瘫、偏侧肢体乏力、失语,查体无神经系统阳性体征,故考虑。需进一步完善头颅 MRI、头颈部 CTA 等检查明确。

鉴别诊断:①良性位置性眩晕。依据:患者反复头昏不适,故考虑诊断,但患者头昏不适与位置无明显关系,考虑可能性较小。②脑梗死。依据:患者老年男性,既往有腔隙性脑梗死病史,以反复头昏为主要表现,故考虑诊断,必要时进一步完善头颅 MRI、头颈部 CTA 等检查明确。

2. 慢性阻塞性肺疾病,稳定期。依据:患者老年男性,有长期吸烟史,有反复咳嗽、咳痰症状 5 余年,喘累 1 余年,每年发作时间大于3个月,查体示肺听诊呼吸音粗,双下肺未闻及湿啰音及哮鸣音,既往我院胸片检查示肺气肿,故考虑。目前处于稳定期,可暂观察,必要时进一步完善胸部影像学检查、肺功能检查。

3.腔隙性脑梗死。依据:患者老年男性,既往我院头颅CT提示腔隙性脑梗死,故诊断。此次因头晕入院,需复查CT等检查。

4.原发性骨质疏松。依据:患者老年男性,既往于我院完善骨密度(未见报告单)提示该诊断。

5.冠状动脉粥样硬化性心脏病?依据:患者老年男性,有胸闷、心慌症状,既往多次在院外检查提示"心肌缺血",故考虑。现患者无明显心前区疼痛及压榨性感等症状,必要时行冠脉造影以确诊。

6.脑萎缩。依据:患者老年男性,既往我院头颅CT提示脑萎缩,故诊断。

7.慢性胃炎。依据:既往有明确病史,故诊断。

8.过敏性皮炎。依据:患者既往应用多种药物出现皮肤瘙痒或皮疹,应用抗过敏治疗好转,既往诊断明确。

【诊断计划】

1.老年科护理常规,二级护理,留陪伴,防跌倒等。

2.入院后将完善心电图等相关检查,必要时行头颅CT或头颅MRI检查。

3.治疗上予以果糖二磷酸钠改善循环,醋酸钙及阿法骨化醇补钙治疗;完善相关检查后再进一步治疗。

【查房报告】

副主任医师今日查房:听取病史汇报,查看患者及查体后,总结/补充病史和考虑诊断如下。

1.补充病史

(1)患者男,1931年10月5日生。

(2)主要表现:①患者阵发性头昏4年,每次数分钟后自行缓解,无视物旋转、意识丧失、黑矇等。②慢性咳嗽、咳痰8年,以冬春季好发,每年持续发作约3个月;曾行胸片、肺功能等检查诊断"慢性支气管炎",抗感染治疗后症状可缓解。胸片检查示:双肺纹理增多,右上肺少许小斑点影,左上肺陈旧性病灶,左侧心膈角片状影,肺气肿;肺功能检查示:通气功能、残气功能、弥漫功能均正常,呼吸阻力,呼吸总阻力、总气道阻力、周边气道阻力均有增高。3年多前,患者开始出现活动耐量下降,平路行走100 m即感喘累。③7余年前出现胸闷,偶有心慌,诊断为"心肌缺血",无气促,无心前区疼痛及压榨性感,无夜间阵发性呼吸困难,无双下肢水肿。④7余年前患者因全身多处疼痛行骨密度检查(未见报告)诊断"原发性骨质疏松",目前长期口服"立庆、醋酸钙、阿伦磷酸钠"抗骨质疏松治疗。⑤有"慢性胃炎"病史,有间断上腹部胀痛伴反酸嗳气表现,近期加重。

(3)既往史及家族史:无特殊补充。

(4)查体:T 36.5 ℃,P 79 次/min,R 18 次/min,BP 124/67 mmHg 神清,全身皮肤黏膜未见异常,浅表淋巴结不大,双侧瞳孔等大等圆,直径约0.3 cm,对光反射灵敏。

(5)辅助检查:暂缺。

2. 考虑诊断

(1)短暂性脑缺血发作。依据:患者老年男性,以一过性头昏为主要表现,病程长,一般情况好,有心脑血管疾病基础,无偏瘫、偏侧肢体乏力、失语,查体无神经系统阳性体征,故考虑。需进一步完善头颅 MRI、头颈部 CTA 等检查明确。

鉴别诊断:①良性位置性眩晕。依据:患者反复头昏不适,故考虑诊断,但患者头昏不适与位置无明显关系,考虑可能性较小。②脑梗死。依据:患者老年男性,既往有腔隙性脑梗死病史,以反复头昏为主要表现,故考虑诊断,必要时进一步完善头颅 MRI、头颈部

CTA 等检查明确。

(2)慢性阻塞性肺疾病,稳定期。依据:患者老年男性,有长期吸烟史,有反复咳嗽、咳痰症状 5 余年,喘累 1 余年,每年发作时间大于 3 个月,查体示肺听诊呼吸音粗,双下肺未闻及湿啰音及哮鸣音,既往我院胸片检查示肺气肿,故考虑。目前处于稳定期,可暂观察,必要时进一步完善胸部影像学检查、肺功能检查。

(3)腔隙性脑梗死。依据:患者老年男性,既往我院头颅 CT 提示腔隙性脑梗死,故诊断。此次因头晕入院,需复查 CT 等检查。

(4)原发性骨质疏松。依据:患者老年男性,既往于我院完善骨密度(未见报告单)提示该诊断。

(5)冠状动脉粥样硬化性心脏病? 依据:患者老年男性,有胸闷、心慌症状,既往多次在院外检查提示"心肌缺血",故考虑。现患者无明显心前区疼痛及压榨性感等症状,必要时行冠脉造影以确诊。

(6)脑萎缩。依据:患者老年男性,既往我院头颅 CT 提示脑萎缩,故诊断。

(7)慢性胃炎。依据:既往有明确病史,故诊断。

(8)过敏性皮炎。依据:患者既往应用多种药物出现皮肤瘙痒或皮疹,应用抗过敏治疗好转,既往诊断明确。

(9)睡眠障碍。依据:长期需阿普唑仑帮助睡眠。

副主任医师今日查房:神清,精神尚可,全身浅表淋巴结未扪及肿大,无皮下瘀斑、瘀点,颈静脉无怒张,甲状腺未扪及肿大,口唇无发绀,气管居中,移动性浊音阴性,双下肢无水肿,足背动脉搏动可。

副主任医师查房后指示:患者现一般病情较稳定,继续关注患者病情变化。

副主任医师今日查房:患者一般情况可,未诉头晕不适。查体:生命体征平稳,神志清楚,对答切题,查体合作。全身皮肤黏膜无瘀斑瘀点、黄染。甲状腺无肿大,未扪及包块。双肺呼吸音清,未闻及明显干湿啰音。心律齐,各瓣膜听诊区未闻及杂音及额外心音。全腹软,腹膜刺激征阴性。双下肢无水肿,病理征阴性。

副主任医师查房后指示:患者一般情况可,院本部完善相关检查后未见明显异常,继续维持原方案治疗。

副主任医师今日查房:患者诉尿频,瘙痒不适较前明显好转,腰背部仍有皮疹,无腹痛、腹泻。查体:T 36.2 ℃,P 71 次/min,R 18 次/min,BP 103/57 mmHg,指氧饱和度95%。神志清晰,对答切题,查体合作。颈软,无抵抗,气管居中。

副主任医师查房后指示:患者皮肤瘙痒不适较前明显减轻,但腰背部仍可见少许红色皮疹,与皮肤平齐,今日拟再次予以曲安奈德注射液40 mg 肌内注射抗过敏治疗,关注患者皮疹及瘙痒情况。患者诉仍有尿频,鉴于患者此前服用坦索罗辛后出现皮疹、瘙痒等不良反应,故患者暂拒绝加用相关药物,待患者皮疹好转后进一步治疗。

【病例讨论】

主治医师:患者,89 岁,高龄男性,因"反复阵发性头昏4 年,加重1 d"入院。患者入院后完善头颅 MRI 检查提示双侧脑室脑白质病变,未见确切梗死出血灶,且动态心电图无心肌缺血及恶性心律失常的发生,TCD 提示脑动脉硬化,胸部 CT 未见感染征象,故患者头昏可能与颅内小血管病变,以及睡眠情绪障碍有关,因既往有胃部不适及大便隐血阳性,且为高龄患者,予以改善脑微循环及改善睡眠及情绪等治疗有效,故暂未加用抗血小板药物。患者长期住院疗养,近期拟转回病区,故导致住院时间超长。

主任医师:患者为高龄男性,既往无心脑血管慢性疾病,目前无确切恶性心律失常、急性脑血管意外、血压控制欠佳的客观证据,随着年龄的增加,脑血管逐渐出现硬化,加上老年人本身睡眠情绪问题可能放大躯体问题,故患者头昏考虑综合因素引起,现予以改善脑微循环、改善情绪睡眠有效,病情相对平稳,拟转入病区继续治疗,故不予以出院。

主任医师总结:患者高龄男性,诊断明确,住院时间长的原因为患者长期病区疗养,此次为明确头昏原因来我院调整治疗方案,目前病情已相对平稳,拟转回病区继续疗养。

总结经验教训及整改措施:患者目前诊断明确,对于高龄老年人而言,多病共存是常态,要警惕病情慢转急的可能,定期体检非常重要;而对于接诊医生,应合理安排患者治疗计划。

案例五　2型糖尿病伴多个并发症

姓名:刘某玉

主诉:发现血糖升高19年,血糖波动1周。

现病史:19年前,患者无明显诱因出现口干、多饮,具体饮水量不详,无体重下降,无头昏、头痛,无肢端麻木,无腹胀、腹泻,无间歇性跛行等不适,遂于医院就诊,查尿常规示:尿糖3+;静脉血糖示28 mmol/L,开始予以降糖药物(具体不详)治疗,血糖控制情况不详,病程中先后予以二甲双胍、达美康、拜糖平降糖治疗,空腹血糖控制在9～10 mmol/L之间,餐后血糖在11～12 mmol/L。7年前患者开始出现四肢肢端麻木不适,开始使用胰岛素皮下注射降糖治疗,现予以来得时12 IU睡前+瑞格列奈1 mg,每天3次降糖治疗。曾于我院住院完善神经传导速度检查,提示周围神经部分损害。心脏彩超:左室顺应性减退左房增大。血管彩超:左侧颈动脉斑块形成,双下肢动脉粥样斑块(多发)等。诊断为"糖尿病性周围神经病变",予以营养神经、改善微循环治疗,调整降糖方案为甘精胰岛素10 IU睡前联合西格列汀100 mg,每天1次、瑞格列奈0.5 mg,每天

3 次,后停用胰岛素加恩格列净 10 mg,每天 1 次,因应用恩格列净后出现尿失禁及外阴间擦疹改为瑞格列奈 0.5 mg,每天 3 次+利那鲁肽 0.6 mg,肌内注射,每天 1 次,1 周前自测血糖波动,门诊以"糖尿病"收入我科。

33 年前,患者因出现活动后胸闷、心悸,无呼吸困难、端坐呼吸、双下肢水肿等不适,于医院完善冠脉造影检查(具体不详),诊断为"冠心病",院外间断予以丹参滴丸、养心氏片、调脂治疗。8 年前,患者开始出现心前区压榨感、疼痛、双下肢水肿等不适,疼痛每次持续时间在 30 min 以内,予以速效救心丸、利尿剂等对症治疗后症状可缓解。病程中患者反复出现上述症状,予以药物治疗后可缓解。1 个月前患者出现胸闷症状,同时监测心率较慢,完善动态心电图提示 R-R 间歇长,大于 2 s,约 100 次/d,心室率最慢 32 次/min,病态窦房结综合征不能除外,转院本部进一步完善长程心电图、胸部 CT 等检查后,无安置永久起搏器指征,予加用茶碱缓释片 100 mg,每晚 1 次,提高心率,后心率波动于 70 次/min 左右。

7 余年前,患者出现头昏,伴视物旋转,体位改变后明显,偶有眼前黑朦,无明显头痛,无恶心、呕吐,无意识障碍不适,予以对症治疗后好转。4 年前患者感头昏加重,无视物旋转、恶心、呕吐等不适,于我院完善颈椎 MRI 提示椎间盘突出,予以改善微循环、抗眩晕等治疗后好转。

7 年前,患者发现血压升高,最高血压 160/? mmHg,现予以氯沙坦钾 50 mg,每天 1 次+氨氯地平 5 mg,每晚 1 次,降压治疗,血压控制在(130~140)/(70~80)mmHg。

既往史:患者平素健康状况良好。43 年前,患者因"甲状腺肿大"于当地医院行甲状腺大部切除术,术后出现甲状腺功能减退,现长期予以优甲乐 2 片半,每天 1 次治疗。13 年前,患者于院查骨密度示骨质疏松(具体不详),近 7 年中患者出现两次跌倒后骨折,之后予以每3 d一次肌内注射依降钙素,口服醋酸钙1片,每天1次,抗骨质疏松治疗,现已停用。腰椎间盘突出症病史多年。

家族史:否认传染病史。否认食物、药物过敏史。否认输血史。预防接种史按规定。

【体格检查】

T 36.2 ℃,P 68 次/min,R 19 次/min,BP 135/68 mmHg。

一般情况:发育正常,营养良好,体型正力型,自主体位,步入病区,查体合作,神志清晰,对答切题。皮肤黏膜正常,无皮疹,无皮下出血,无水肿,无肝掌,无蜘蛛痣。

全身浅表淋巴结:无肿大。

头颅五官:无畸形。眼睑正常,结膜正常,巩膜无黄染,双侧瞳孔等大、等圆,左眼瞳孔直径3 mm,对光反射存在;右眼瞳孔直径3 mm,对光反射存在。外耳道无畸形,无分泌物,乳突区无压痛。鼻外形正常,无鼻阻,无分泌物,副鼻窦区无压痛。口唇无畸形,咽喉部无充血,扁桃体无肿大。

颈:软,对称,颈静脉无怒张,肝颈静脉回流征阴性,颈动脉搏动正常,气管居中,甲状腺无肿大,无血管杂音。

胸廓:正常、对称,双肺呼吸音清,未闻及干湿啰音。心前区无异常隆起,心尖搏动位于左侧锁骨中线第五肋间内约0.5 cm,心浊音界正常。心率68 次/min,心律齐,各瓣膜听诊区未闻及病理性杂音。周围血管征阴性。

腹部:外形正常。腹部触诊无压痛,无反跳痛,未触及肿块,肝肋下未触及,脾肋下未触及,双肾区无叩击痛。无移动性浊音,肠鸣音正常,无气过水声,无血管杂音。直肠肛门未查。

外生殖器:未查。

脊柱:无畸形,无压痛。

四肢:正常,无关节红肿、关节强直、关节疼痛,无杵状指

（趾），无肌肉萎缩，无下肢静脉曲张。

神经系统：生理反射存在异常描述，病理反射未引出。腰部活动受限，局部压痛及叩痛（+）。左臀部坐骨神经出口投射点压痛（+），左下肢后外侧坐骨神经走行区域压痛（-）。左侧支直腿抬高试验（+），加强试验（+）。

【辅助检查】

糖化血红蛋白7.8%。

心脏彩超：①左房增大。②左室肥厚伴舒张功能减退。③主动脉瓣、二尖瓣钙化。④肺动脉瓣、三尖瓣轻度反流，PASP 38 mmHg。

胸部CT：气管、支气管及分支管壁多发钙化，双肺支气管壁环形增厚，部分管腔轻度扩张，提示支气管慢性炎症。右肺上叶尖段少许炎症；右肺上叶尖段小结节状钙化灶，周围少维条索灶。双肺多发浅淡微小结节影，考虑炎性结节可能，随诊。双肺散在少许纤维条索灶。双肺基底部轻度间质性炎症。弓上动脉、主动脉及左冠状动脉壁钙化，主动脉瓣及二尖瓣区钙化，心影稍增大；主肺动脉干增宽，提示肺动脉高压。

冠脉CTA：右优势型冠状动脉，右冠状动脉主干少许非钙化斑块形成，管腔轻度狭窄，左冠状动脉主干及前降支散在混合斑块形成，管腔轻至中度狭窄，左旋支非钙化斑块形成，管腔中度狭窄；左冠状动脉前降支中段心肌桥形成。

左冠状动脉前降支少许钙化灶，钙化积分为12.66。

【入院诊断】

1. 2型糖尿病伴多个并发症，糖尿病大血管病变，糖尿病性周围神经病变。

2. 冠状动脉粥样硬化性心脏病，心绞痛型。

3. 原发性高血压2级，很高危，高血压性心脏病，心功能Ⅱ级。

4. 重度骨质疏松。

5. 甲状腺功能减退症。

6. 颈椎病。

7. 腰椎间盘突出症。

8. 胃炎。

9. 耳聋。

10. 睡眠障碍。

【鉴别诊断及诊断依据】

1. 2 型糖尿病伴多个并发症。依据:患者老年女性,发病年龄>30 岁,有口干、多饮的症状,静脉查空腹血糖大于 7 mmol/L,起病年龄较晚,无明显酮症酸中毒倾向,口服降糖药有效,故诊断。

并发症:①糖尿病大血管病变。依据:患者老年女性,糖尿病病史长,既往血管彩超提示左侧颈动脉斑块形成,双下肢动脉粥样斑块(多发),故诊断。②糖尿病性周围神经病变。依据:患者老年女性,糖尿病病史超 10 年,既往住院期间完善神经传导速度检查明确诊断,长期予以甲钴胺营养神经,故诊断。

2. 冠状动脉粥样硬化性心脏病,心绞痛型。依据:患者老年女性,有高血压、糖尿病、甲状腺功能减退等基础疾病,既往有反复胸闷、心悸症状,病程中有心前区压榨感、疼痛不适,外院完善冠脉造影检查后诊断为冠心病,故诊断。

3. 原发性高血压 2 级,很高危,高血压性心脏病,心功能 Ⅱ 级。依据:患者老年女性,患者有多次静息状态下测血压高于 140/90 mmHg,最高血压 160/? mmHg,故诊断高血压 2 级,合并高龄、糖尿病、冠心病危险因素,故诊断很高危,可进一步完善动态血压监测协助诊断。患者于我院完善心脏彩超示左室顺应性减退,左房增大,现患者一般活动后即出现胸闷症状,故诊断高血压性心脏病,心功能 Ⅱ 级。

4. 重度骨质疏松。依据:患者老年女性,既往完善骨密度示骨质疏松,病程中有反复跌倒后骨折的病史,故诊断。

5. 甲状腺功能减退症。依据:患者老年女性,患者既往行甲状腺切除术后出现甲状腺功能减退,现予以优甲乐治疗,故诊断。

6. 颈椎病。依据:患者老年女性,7 年来患者有反复头昏的病史,伴有视物旋转、眼前黑矇,体位改变后明显,无意识障碍不适,善颈椎 MRI 提示椎间盘突出,故诊断。

7. 腰椎间盘突出症。依据:患者老年女性,有腰背疼痛不适表现,卧床休息后可缓解,查体腰部活动受限,局部压痛及叩痛(+)。左臀部坐骨神经出口投射点压痛(+),左下肢后外侧坐骨神经走行区域压痛(-)。左侧支腿抬高试验(+),加强试验(+)。故诊断。

8. 胃炎。依据:患者病程中反复出现反酸、腹胀,现予以铝碳酸镁对症治疗中,症状较前控制,故诊断。

9. 耳聋。依据:患者老年女性,听力功能明显减退,故诊断。

10. 睡眠障碍。依据:患者既往住院期间夜间入睡困难,睡眠质量欠佳,长期予以唑吡坦 10 mg,每晚 1 次,改善睡眠治疗,故诊断。

【诊断计划】

1. 予以老年科护理常规、二级护理、防跌倒、监测血糖、血压,中心吸氧,氧饱和度监测。

2. 拟完善三大常规、肝肾功、电解质、糖化血红蛋白等检查,以评估患者病情。

3. 治疗上暂予以阿司匹林抗血小板,单硝酸异山梨酯+复方丹参滴丸改善心脏血液循环,氯沙坦钾+氨氯地平控制血压,利拉鲁肽控制血糖,甲钴胺营养神经,补充甲状腺素,唑吡坦改善睡眠等对症支持治疗。

【查房记录】

副主任医师今日查房:听取病史汇报,查看患者及查体后,总结/补充病史如下。

1.患者老年女性,起病缓,病程长。

2.主要表现:①患者明确诊断2型糖尿病19年,目前使用利拉鲁肽及瑞格列奈对症治疗中。②患者有冠心病史33年,长期给予冠心病二级预防治疗。1个月前出现胸闷、心率慢,完善相关检查后,目前暂无安放起搏器指征,暂予以口服药物对症治疗。③患者既往颈椎病及高血压诊断明确,目前均予以口服药物对症治疗中。

3.既往史及个人史:无补充。

4.查体:T 36.3 ℃,P 72 次/min,R 18 次/min,BP 141/77 mmHg。神志清楚,精神可,对答切题。颈软,颈静脉无怒张。双肺呼吸音清,未闻及干湿啰音。心率72 次/min,律齐,各瓣膜听诊区未闻及病理性杂音。腹软,无压痛、反跳痛、肌紧张。移动性浊音阴性,肝脾肋下未触及。双下肢无水肿。双侧足背动脉稍减弱。腰部活动受限,局部压痛及叩痛(+)。左臀部坐骨神经出口投射点压痛(+),左下肢后外侧坐骨神经走行区域压痛(-)。左侧支直腿抬高试验(+),加强试验(+)。

5.辅助检查:暂无。

下一步处理:继续予以抗血小板、改善心脏血液循环、控制血压、控制血糖、营养神经、补充甲状腺素、改善睡眠等对症治疗,关注患者生命体征及病情变化。

副主任医师今日查房:患者卧床休息,无特殊不适。今晨空腹血糖7.8 mmol/L。查体P 78 次/min,BP 139/61 mmHg。一般情况可,颈软,颈静脉无充盈,呼吸平稳,双肺呼吸音清,未闻及明显干湿啰音。心率78 次/min,心律齐,各瓣膜区未闻及病理性杂音。腹平坦,无压痛、反跳痛、肌紧张,肠鸣音正常。双下肢不肿。

副主任医师查房后指示:患者卧床休息,血糖控制可,且患者近日诉食欲较前减退,故暂未调整利拉鲁肽剂量,继续当前治疗方案。

副主任医师今日查房:患者未诉腹痛、腹泻,无恶心、呕吐、肛门停止排便排气不适,查体:BP 110/62 mmHg。颈软,颈静脉无充盈,双肺呼吸音清,未闻及明显干湿啰音。心界不大,心率75 次/min,心律齐,各瓣膜区未闻及病理性杂音。腹平坦,无压痛、反跳痛、肌紧张,肝脾肋下未触及。双下肢不肿。

副主任医师查房后指示:患者未诉特殊不适,继续当前治疗,密切关注患者病情变化。做好出院方案准备。

案例六　腰椎间盘突出

姓名:王和某

主诉:反复左下肢疼痛 3 年,加重 3 d。

现病史:入院前 3 年,患者无明显诱因出现左下肢疼痛不适,疼痛从左侧臀部放射左小腿,翻身活动后加重,无法弯腰活动,无畏寒、发热,无局部红肿热痛,予以甘露醇、曲马多等对症处理后,患者自觉症状好转,现患者弯腰后上述症状再次发作,自行予以塞来昔布止痛效果不佳,今日入我院门诊,门诊以"腰椎间盘突出症"收入我科。

入院前 11 余年,患者于剧烈活动后出现胸闷,持续约数分钟,休息后缓解,无肩背部放射痛,无发热、咯血、咳嗽、咳痰,未予重视。后于我院就诊,行心电图等检查诊断为"冠心病"(具体不详),后于我院住院加用"依姆多、康忻、万爽力、立普妥"冠心病二级预防,硝酸甘油、速效救心丸预防心绞痛发作,治疗后胸闷少发。

高血压病史 21 余年,开始服用"科素亚"降压治疗,前期血压控制尚可。5 余年前行心脏彩超提示:"左室肥厚",诊断"高血压心脏病",病程中反复出现头昏、头痛,偶有双下肢水肿。血压控制欠佳,多次调整降压方案(不详),目前服"左氨氯地平 5 mg,每天1 次、比索洛尔 2.5 mg,每天 1 次"降压,自诉偶测血压"控制尚可"。

7余年前不慎跌倒致右侧股骨粗隆骨折,行钢板内固定术,术后于重大医院行骨密度检查提示T-7.04,长期服用醋酸钙及立庆治疗骨质疏松,现仍有右侧髋部活动后疼痛。

7余年前,患者我院住院期间每日中午饭后出现上腹部疼痛,无明显反酸、烧心,嘱患者服用达喜、雷贝拉唑等药物后胃痛好转,考虑消化性溃疡可能性较大,患者拒绝再进一步检查。5年前于我院住院过程中出现剑突下疼痛,心电图未见明显异常,考虑"胃食管反流疾病",治疗给予耐信、达喜后疼痛明显好转。

5余年前,患者我院住院期间右膝关节疼痛明显,后行X射线平片:双膝关节退行性改变。故诊断。

3余年多以来,患者记忆计算力等认知功能明显减退,曾做MMSE(具体不详),诊断为阿尔茨海默病,开始服用多奈哌齐抗痴呆治疗,病情相对稳定。患者本次发病以来,食欲正常,神志清醒,精神尚可,睡眠尚可,大便正常,小便正常,体重无明显变化。

发病前14 d内无病例报告社区的旅行史或居住史;发病前14 d内与新型冠状病毒感染的患者或无症状感染者无接触史;发病前14 d内无接触过来自有病例报告社区的发热或有呼吸道症状的患者;2周内在(家庭/办公室/学校/班级)等场所无接触过来自有病例报告社区的发热或有呼吸道症状的患者。

既往史:患者平素健康状况一般。6余年前头颅CT示:腔隙性脑梗死。5余年前下肢彩超示:下肢动脉硬化伴粥样斑块成。5余年前因左耳部疼痛行CT提示:左侧慢性乳突炎。5年前因双眼白内障于我院眼科行白内障手术,双眼黄斑变性。

家族史:否认糖尿病病史。否认肝炎、结核等,传染病史。否认食物、药物过敏史。否认手术外伤史。否认输血史。预防接种史按规定。

【体格检查】

T 36.4 ℃ ,P 69 次/min,R 21 次/min,BP 125/67 mmHg。

一般情况:发育正常,营养良好,记忆力明显减退。

皮肤黏膜:正常,无皮疹,无皮下出血,无水肿,无肝掌,无蜘蛛痣。

全身浅表淋巴结:无肿大。

头颅:五官无畸形。眼睑正常,结膜正常,巩膜无黄染,双侧瞳孔等大、等圆,左眼瞳孔直径 3 mm,对光反射存在;右眼瞳孔直径 3 mm,对光反射存在。外耳道无畸形,无分泌物,乳突区无压痛。鼻外形正常,无鼻阻,无分泌物,副鼻窦区无压痛。口唇无畸形,咽喉部无充血,扁桃体无肿大。

外生殖器:未查。

脊柱:无畸形,无压痛。

四肢:正常,无关节红肿、关节强直、关节疼痛,无杵状指(趾),无肌肉萎缩,无下肢静脉曲张。

神经系统:生理反射存在,病理反射未引出。左侧直腿抬高试验阳性。

【入院诊断】

1. 腰椎间盘突出症。

2. 原发性高血压 3 级,很高危,高血压性心脏病,左室肥厚,慢性心功能不全,心功能 II 级。

3. 冠状动脉粥样硬化性心脏病心绞痛型。

4. 原发性骨质疏松。

5. 右股骨粗隆骨折内固定术后。

6. 下肢动脉硬化伴粥样斑块形成。

7. 腔隙性脑梗死。

8. 胃食管反流病。

9. 左耳乳突炎。

10. 双眼黄斑变性。

11. 双眼白内障术后。

12. 消化性溃疡？

13. 双膝关节退行性改变。

14. 阿尔茨海默病。

【鉴别诊断及诊断依据】

1. 腰椎间盘突出症。依据：患者左腿疼痛不适，既往有可疑腰椎间盘突出病史，予以甘露醇等治疗后好转，左腿抬高试验阳性，故诊断。

2. 原发性高血压 3 级，很高危组，高血压性心脏病，左室肥厚，慢性心功能不全，心功能 Ⅱ 级。依据：老年起病，有头昏头痛症状，最高血压 212/？ mmHg，心脏彩超发现左室肥厚；现患者有活动后喘累不适，心功能分级为 Ⅱ 级，故诊断。

3. 冠状动脉粥样硬化性心脏病，心绞痛型。依据：有活动后胸闷，既往我院行心电图等检查诊断冠心病，故考虑。

4. 原发性骨质疏松。依据：跌倒后出现骨折，骨密度严重低下，故诊断。

5. 右股骨粗隆骨折内固定术后。依据：既往病史明确。

6. 下肢动脉硬化伴粥样斑块。依据：既往下肢彩超示下肢动脉硬化伴粥样斑块成，故诊断。

7. 腔隙性脑梗死。依据：既往头颅 CT 示：腔隙性脑梗死，故诊断。

8. 胃食管反流病。依据：5 余年前于我院住院过程中出现剑突下疼痛，心电图未见明显异常，抑酸治疗有效，故诊断。

9. 左耳乳突炎。依据：左耳疼痛，CT 提示左侧慢性乳突炎。故考虑诊断。

10. 双眼黄斑变性。依据：眼科专科就诊明确。

11. 双眼白内障术后。依据：既往病史明确。

12. 消化性肠溃疡。依据:7 余年前,患者我院住院期间每日中午饭后出现上腹部疼痛,无明显反酸、烧心,嘱患者服用达喜、雷贝拉唑等药物后胃痛好转,考虑消化性溃疡可能性较大,患者拒绝再进一步检查。故考虑诊断。

13. 双膝关节退行性改变。依据:5 余年前,患者住院期间右膝关节疼痛明显,后行 X 射线平片:双膝关节退行性改变。故诊断。

14. 阿尔茨海默病。3 余年多以来,患者记忆计算力等认知功能明显减退,曾做 MMSE(具体不详),诊断为阿尔茨海默病,开始服用多奈哌齐抗痴呆治疗,病情相对稳定。

【诊疗计划】

1. 老年科护理常规,二级护理,低盐低脂饮食,监测血压。

2. 治疗上予铝碳酸镁中和胃酸,雷贝拉唑抑酸护胃,碳酸钙、立庆抗骨质疏松治疗,冠心病二级预防,比索洛尔控制心室率,氯沙坦氢氯噻嗪降压,多奈哌齐改善痴呆症状,普伐他汀调脂。

3. 待检查结果回示后,进一步制订诊疗计划。

【查房报告】

副主任医师今日查房:听取病史汇报,查看患者及查体后,总结/补充病史如下。

1. 患者女,89 岁,起病缓,病程长。

2. 主要表现

(1)3 余年前,患者无明显诱因出现左下肢疼痛不适,疼痛从左侧臀部放射左小腿,翻身活动后加重,予以甘露醇、曲马多等对症处理后,患者自觉症状好转,3 d 前患者弯腰后上述症状再次发作,遂入我院。

(2)患者 11 余年前于剧烈活动后出现胸闷,持续约数分钟,休息后缓解,行心电图等检查诊断为"冠心病"(具体不详)。

(3)高血压病史 21 余年,5 余年前行心脏彩超提示:"左室肥厚"，诊断"高血压心脏病"，病程中反复出现头昏、头痛，偶有双下肢水肿。血压控制欠佳，多次调整降压方案（不详），目前服"左氨氯地平 5 mg、每天 1 次、比索洛尔 2.5 mg、每天 1 次"降压，自诉偶测血压"控制尚可"。

（4）右侧股骨粗隆骨折，行钢板内固定术后 6 余年，术后于重大医院行骨密度检查提示 T：−7.04，长期服用醋酸钙及立庆治疗骨质疏松，现仍有右侧髋部活动后疼痛。

（5）7 余年前我院住院期间规律出现午饭后上腹部疼痛，服用抑酸护胃药物后胃痛好转，考虑消化性溃疡可能性较大，患者拒绝再进一步检查。

（6）5 余年前患者于我院完善 X 射线片后诊断双膝关节退行性改变。

（7）3 余年多以来，患者记忆计算力等认知功能明显减退，曾做 MMSE（具体不详），诊断为阿尔茨海默病，开始服用多奈哌齐抗痴呆治疗，病情相对稳定。

3. 既往史及家族史：无补充。

4. 查体：T 36.5 ℃，P 68 次/min，R 18 次/min，BP 122/72 mmHg。神清，精神可，对答基本切题，记忆力明显减退。皮肤黏膜无黄染，未触及肿大淋巴结。头颅五官无畸形，颈软，气管居中，甲状腺不大，颈静脉无怒张。双侧胸廓对称，双肺呼吸音清，未闻及湿啰音及哮鸣音。心率 72 次/min，心律齐，各瓣膜听诊区未闻及杂音。腹软，无压痛反跳痛及肌紧张。双下肢无水肿，左腿抬高试验（+）。

5. 辅助检查：心电图未见明显异常。

进一步诊疗：①患者目前血压尚有波动，嘱继续予以当前降压治疗方案，继续冠心病二级预防。②患者骨质疏松诊断明确，嘱继续予以立庆及补钙治疗，述下肢疼痛。③其余治疗同前无特殊，关注患者体温、呼吸、血压等病情变化。④患者活动少，VTE 评分

4分,请康复科会诊做气压治疗,预防深静脉血栓形成。⑤经皮神经电刺激治疗缓解疼痛。

副主任医师今日查房:患者无寒战、发热,无恶心、呕吐,无头晕、心悸,诉腰腿痛,查体:BP 118/65 mmHg,神清,对答不完全切题,记忆力差。颈软,颈静脉无怒张。胸前区未见异常隆起,双侧呼吸动度一致,未闻及干湿啰音及哮鸣音。心前区未见异常隆起,心律齐,心率85次/min,各瓣膜区未闻及病理性杂音。腹软,无压痛、反跳痛及肌紧张。双下肢未见明显水肿,病理征未引出。辅助检查补充:血常规、大便常规+隐血、心肌酶谱、凝血象、肝肾功、电解质均未见明显异常。今日心电图:窦性心律,正常心电图。

副主任医师查房后指示:患者目前病情平稳,继续当前有效治疗方案,关注患者血压、心率等病情变化。

康复科会诊意见:病史获悉,患者因“反复左下肢疼痛3年”入院,患者左下肢疼痛,排除恶性肿瘤等禁忌后,可予以经皮神经电刺激治疗缓解疼痛。近期卧床时间较长,VTE风险较高,完善估VTE风险评估,如≥4分,可在排除气压治疗禁忌证后,予以气压治疗预防深静脉血栓等卧床并发症,同时嘱患者加强双下肢踝泵训练、股四头肌等长收缩。注意定期复查D-D、FDP、双下肢彩超,如出现静脉血栓形成,暂停以上治疗。

处理:予以经皮神经电刺激治疗及气压治疗。

副主任医师今日查房:患者症状同前,未诉特殊不适,查体:BP 138/65 mmHg,神志清晰,查体合作,记忆力差。颈软,颈静脉无怒张,呼吸平稳,双肺呼吸音清,未闻及干湿啰音。心界不大,心率76次/min,律齐,各瓣膜区未闻及杂音。腹软,腹膜刺激征阴性,肝脾肋下未触及,肠鸣音正常。双下肢不肿。

副主任医师查房后指示:患者病情平稳,继续当前方案治疗,续观。可以准备出院方案。

案例七　骨质疏松

姓名:周某敏

主诉:腰背部疼痛30余年,反复全身多部位骨折10余年。

现病史:30余年前,无明显诱因出现腰背部疼痛,自诉完善相关检查(具体不详)后诊断"骨质疏松",病程中出现腰椎压缩性骨折、腰椎间盘突出,自行间断补钙、抗骨质疏松治疗(具体不详)。10余年前开始出现步态不稳,反复因跌倒致多次骨折,予石膏、固定等治疗。8余年前我院完善颈椎MRI提示颈4~5、5~6、6~7椎间盘突出明显,相应椎管明显变窄,脊髓明显受压,未进一步治疗,后持续每年出现数次因跌倒所致的四肢、肋骨等多部位骨折。1个多月前因右踝骨折于我院就诊期间完善骨密度检查:股骨颈部T评分:-2.2,股骨总和T评分:-1.2,腰椎总和T评分:-3.0,诊断重度骨质疏松伴病理性骨折,于内分泌科住院治疗,予以维D钙咀嚼片1片,每12 h 1次+阿法骨化醇0.5 μg,每天1次+鲑降钙素50 IU,每天1次,口服补钙、抑制骨溶解治疗,并输注唑来膦酸5 mg抑制抗骨质疏松治疗。住院期间完善相关检查提示血本周蛋白、血/尿游离轻链升高,免疫固定电泳示IgMκ型M蛋白阳性+,考虑多发性骨髓瘤可能,但患者及家属拒绝进一步完善骨穿+活检+流式明确诊断。

1个多月前于老年科记忆门诊就诊,完善MMSE评估后诊断"阿尔茨海默病(重度)"(具体不详),开始予以美金刚治疗并逐渐加量至15 mg每天1次改善认知功能(5 mg每天1次,1周;10 mg每天1次,1个月;2 d前开始10 mg每天1次早+5 mg每晚1次)。

患者近14 d无发热、咳嗽等呼吸道症状,否认腹痛、腹泻、乏力、纳差不适。

患者本次发病以来,食欲正常,神志清醒,精神尚可,睡眠尚可,大便正常,小便正常,体重无明显变化。

【体格检查】

T 36.7 ℃,P 86 次/min,R 17 次/min,BP 159/85 mmHg。

一般情况:发育正常,营养良好,体型正力型,自主体位,推入病区,查体合作,神志清晰,简单对答,计算、记忆力、常识差,步态不稳,长期轮椅代步。

皮肤黏膜:正常,无皮疹,无皮下出血,无水肿,无肝掌,无蜘蛛痣。全身浅表淋巴结无肿大。

头颅五官:无畸形。眼睑正常,结膜正常,巩膜无黄染,双侧瞳孔等大、等圆,左眼瞳孔直径 3 mm,对光反射存在;右眼瞳孔直径 3 mm,对光反射存在。右眼失明,左眼视物模糊。外耳道无畸形,无分泌物,乳突区无压痛,右耳听力丧失,左耳听力下降。鼻外形正常,无鼻阻,无分泌物,副鼻窦区无压痛。口唇无畸形,咽喉部无充血,扁桃体无肿大。

颈:软,对称,颈静脉无怒张,肝颈静脉回流征阴性,颈动脉搏动正常,气管居中,甲状腺无肿大,无血管杂音。

胸廓:正常、对称异常描述,双肺呼吸音清,未闻及干湿啰音。心前区无异常隆起,心尖搏动位于左侧锁骨中线第五肋间内约0.5 cm,心浊音界正常。心率 86 次/min,心律齐,各瓣膜听诊区未闻及病理性杂音。周围血管征阴性。

腹部:外形正常。腹部触诊无压痛,无反跳痛,未触及肿块,肝肋下未触及,脾肋下未触及,双肾区无叩击痛。腹部无移动性浊音。肠鸣音正常,无气过水声,无血管杂音。直肠肛门未查。

外生殖器:未查。

脊柱:无畸形,无压痛。

四肢:正常,无关节红肿、关节强直、关节疼痛,无杵状指

（趾），无肌肉萎缩，无下肢静脉曲张，左上肢运动障碍。肌力肌张力无法配合，

神经系统：生理反射存在，病理反射未引出。

【辅助检查】

1. 肝肾功：球蛋白 34 g/L，ALT 9 U/L，AST 15 U/L，肌酐62 μmol/L，钙 2.29 mmol/L，无机磷 1.19 mmol/L。

2. 25-羟维生素 D：16.1 ng/mL。

3. 血清本周蛋白：κ 轻链 18.80 g/L↑，λ 轻链 9.51 g/L↑。

4. 免疫固定电泳：IgMκ 型 M 蛋白阳性+P。

5. 体液免疫：C3 0.74 g/L↓，IgG 18.90 g/L↑，IgM 4.99 g/L↑，κ 轻链 18.30 g/L↑，λ 轻链 8.94 g/L↑。

6. 血清游离轻链：游离 κ 轻链 37.5 mg/L↑，游离 λ 轻链43.8 mg/L↑，游离 κ/λ 比值 0.86。

7. 腹部超声：①胆囊已切除。②余未见异常。

8. 心脏彩超：左室舒张功能减退。

9. 新冠核酸检测：新型冠状病毒 RNA 阴性。

【入院诊断】

1. 重度骨质疏松伴病理性骨折，全身多发性骨折（左肱骨颈、右踝关节、右侧第 9~12 肋）。

2. 阿尔茨海默病（重度）。

3. 多发性骨髓瘤？

4. 颈椎间盘突出。

5. 双眼白内障。

6. 双肺结节。

7. 右耳聋。

【鉴别诊断】

1. 重度骨质疏松伴病理性骨折，全身多发性骨折（左肱骨颈、

右踝关节、右侧第 9 ~ 12 肋）。依据：患者老年女性，已绝经，先后反复出现全身各处骨折（左肱骨颈、右踝关节、右侧第 9 ~ 12 肋），多次于我院行骨密度检测示 T 评分：-3.0，故诊断。

2. 阿尔茨海默病（重度）。依据：患者老年女性，以认知功能进行性减退为主要表现，无心脑血管等基础疾病，1 个多月前 MMSE 评分低于正常，故考虑。

帕金森痴呆应有肢体震颤，肌张力增高等表现，不符合。路易体痴呆以波动性认知功能障碍、视幻觉为主要表现，不符合。额颞叶痴呆常有语言障碍，影像学显示额颞叶萎缩，该患者不具备。血管性痴呆一般发生在脑血管病后 3 ~ 6 个月，而该患者无心脑血管基础疾病，故不支持。

3. 多发性骨髓瘤？依据：患者老年女性，多次出现病理性骨折，1 个多月前完善相关检查提示血本周蛋白、血/尿游离轻链升高，免疫固定电泳示 IgMκ 型 M 蛋白阳性，但患者及家属拒绝进一步完善骨穿+活检+流式，故考虑诊断。

4. 颈椎间盘突出。依据：10 余年前出现步态不稳，完善颈椎 MRI 提示：颈 4 ~ 5、5 ~ 6、6 ~ 7 椎间盘突出明显，相应椎管明显变窄，脊髓明显受压，故考虑诊断。

5. 双眼白内障。依据：患者老年女性，无痛性双眼视力下降 3 年，5 个多月前于眼科住院明确诊断双眼老年性白内障，并行左眼白内障超声乳化摘除+人工晶体植入术，故诊断明确。

6. 双肺结节。依据：患者老年女性，1 个多月前胸部 CT 提示双肺散在结节，故诊断。

7. 右耳聋。依据：患者老年女性，儿童期时因中耳炎致鼓膜穿孔导致右耳听力丧失，故诊断。

【诊疗计划】

1. 老年科护理常规，Ⅱ级护理，普通饮食，防跌倒，留陪伴，监测指氧饱和度,完善心电图等检查。

2.继续予以阿法骨化醇片 0.5 μg ,每天 1 次+维 D 钙咀嚼片 2 片,每天 1 次,治疗骨质疏松,美金刚 10 mg,每天早晨 1 次+ 5 mg ,每晚 1 次改善认知功能,密观病情变化。

【查房记录】

副主任医师查房后指示如下。

1.患者高龄女性,明确诊断重度骨质疏松伴病理性骨折,继续阿法骨化醇片 0.5 μg 每天 1 次+维 D 钙咀嚼片 2 片每天 1 次治疗骨质疏松,嘱陪护加强照护,严防跌倒。

2.患者重度认知功能障碍,继续美金刚 10 mg 每天早晨 1 次+ 5 mg 每晚 1 次治疗,1 周后调整剂量,密切关注患者病情变化。

3.病情沟通:患者高龄女性,重度骨质疏松伴多部位骨折,既往辅助检查提示多发性骨髓瘤可能,长期轮椅代步,住院期间可能出现现有病情加重,出现严重的贫血、感染、出血、肾功能损伤、血栓形成或脱落、瘫痪、脑卒中、各种心脑血管意外、再次骨折、猝死等风险及不可预知的病情变化,严重时危及生命,届时我科将积极治疗。患者基础疾病多且复杂,转运过程中可能出现呼吸、心搏骤停,转运过程中可能因为条件限制致抢救无效。住院期间需 24 h 留陪伴,防跌倒、防坠床,避免意外发生。患者家属表示知晓。

副主任医师今日查房:患者安静坐位休息,精神、食欲、睡眠可,右耳听力下降,反应迟钝,无发热寒战、头晕乏力、心悸气促、恶心呕吐、腹痛腹泻等不适。查体:神清,精神可,轮椅代步,反应迟钝,答非所问,有被窃妄想。右耳听力丧失,左耳听力下降。颈软,气管居中,双肺呼吸音清,未闻及明显干湿啰音。心界不大,律齐,各瓣膜区未闻及杂音及额外心音。腹平坦,无压痛、反跳痛、肌紧张,肝脾肋下未及。双下肢不肿。左上肢活动受限。

副主任医师查房后指示:患者入院后偶有烦躁、吵闹,已予以美金刚治疗痴呆,续观病情变化;患者重度骨质疏松,反复骨折,嘱陪护加强照护,严防跌倒、坠床,适当活动下肢,防止深静脉血栓形成。

副主任医师今日查房:患者安静坐位休息,一般情况可,无发热寒战、头晕乏力、心悸气促、恶心呕吐、腹痛腹泻等不适。查体:神清,精神可,轮椅代步,痴呆状态,反应迟钝,答非所问。双耳听力同前。颈软,气管居中,双肺呼吸音清,未闻及明显干湿啰音。心界不大,律齐,各瓣膜区未闻及杂音及额外心音。腹平坦,无压痛、反跳痛、肌紧张,肝脾肋下未及。双下肢不肿。左上肢活动受限。

副主任医师查房后指示:患者美金刚 15 mg/d 治疗已 1 周,今日起调整美金刚剂量为 10 mg 每天早晨 1 次+10 mg 每天晚 1 次,续观病情变化。

患者一般情况尚可,时有情绪急躁、被窃妄想,夜间睡眠可。查体:神志清晰,精神尚可。颈软,颈静脉无怒张,呼吸平稳,双肺呼吸音清,未闻及干湿啰音。心界不大,心律齐,各瓣膜区未闻及杂音。腹软,腹膜刺激征阴性,肝脾肋下未触及,肠鸣音正常。双下肢不肿。下一步处理:患者病情相对平稳,继续当前治疗,暂无特殊处理。入院后每周一次血压正常。

副主任医师今日查房:患者卧床休息,无畏寒、发热等不适。查体:P 78 次/min,BP 139/61mmHg。一般情况可,颈软,颈静脉无充盈,呼吸平稳,双肺呼吸音清,未闻及明显干湿啰音。心率 78 次/min,心律齐,各瓣膜区未闻及病理性杂音。腹平坦,无压痛、反跳痛、肌紧张,肠鸣音正常。双下肢不肿。

副主任医师查房后指示:患者病情较前无明显变化,嘱患者注意保暖,预防感冒。

副主任医师今日查房:患者轮椅休息,时有情绪急躁、被窃妄想,夜间睡眠可。查体:生命体征平稳。一般情况可,颈软,颈静脉无充盈,双肺呼吸音清,未闻及明显干湿啰音。心界不大,心率

74 次/min,心律齐,各瓣膜区未闻及病理性杂音。腹平坦,无压痛、反跳痛、肌紧张,肝脾肋下未触及。双下肢不肿。

副主任医师查房后指示:患者病情相对平稳,继续当前治疗。

副主任医师今日查房:患者双下肢水肿,无疼痛、红肿。查体:神清,精神可,轮椅代步,痴呆状态,反应迟钝,答非所问。颈软,气管居中,双肺呼吸音清,未闻及明显干湿啰音。心律齐,各瓣膜区未闻及杂音及额外心音。腹平坦,无压痛、反跳痛、肌紧张,肝脾肋下未及。双下肢轻度水肿。

副主任医师查房后指示:患者双下肢轻度水肿,继续予以20 mg 每周一、三、五口服利尿,注意关注患者电解质。

副主任医师今日查房:患者无头晕、头痛等不适,近期监测血压波动在(121 ~ 168)/(62 ~ 95)mmHg。查体:P 78 次/min,BP 150/74 mmHg。一般情况可,颈软,颈静脉无充盈,呼吸平稳,双肺呼吸音清,未闻及明显干湿啰音。心率78 次/min,心律齐,各瓣膜区未闻及病理性杂音。腹平坦,无压痛、反跳痛、肌紧张,肠鸣音正常。双下肢不肿。

副主任医师查房后指示:患者近期监测血压偏高,考虑诊断为原发性高血压2 级很高危,予以左氨氯地平片2.5 mg 口服,每天1 次,降压治疗,关注患者血压波动情况。

副主任医师今日查房:患者无胸闷、胸痛、心悸、呼吸困难等不适。查体:BP 137/68mmHg P 98 次/min。双肺呼吸音清,未闻及明显干湿啰音。心率98 次/min,心律齐,各瓣膜区未闻及病理性杂音。腹平坦,无压痛、反跳痛、肌紧张,肠鸣音正常。双下肢不肿。

副主任医师查房后指示:患者一般情况可,血压控制可,病情平稳,治疗方案较前无特殊调整,继观。

副主任医师今日查房:辅助检查,凝血功能示 D - 二聚体0.74 mg/L FEU。肝功 + 肾功 + 血脂:白蛋白39 g/L,白球比值

1.1,钙 2.09 mmol/L,高密度脂蛋白胆固醇 1.62 mmol/L,估算肾小球滤过率 78.6 mL/(min·1.73 m²)。尿常规:尿白细胞++,尿隐血+,白细胞 288 个/μL,细菌 67 202 个/μL,红细胞 24 个/μL。大便常规+隐血:大便隐血(免疫法)阳性。糖化血红蛋白 5.90%。血常规未见明显异常。

副主任医师今日查房:患者无特殊不适,查体示 BP 136/72 mmHg。右耳听力下降,反应迟钝,颈软,颈静脉无充盈,双肺呼吸音清,未闻及明显干湿啰音。心界不大,心率 75 次/min,心律齐,各瓣膜区未闻及病理性杂音。腹平坦,无压痛、反跳痛、肌紧张,肠鸣音正常。双下肢不肿。

副主任医师查房后指示:患者血压控制可,继续当前治疗,续观。

参考文献

[1] 曹永霞. 老年常见病护理精粹[M]. 上海:第二军医大学出版社,2015.

[2] 丁淑贞,吴桂梅. 外科护理学:高级护师进阶[M]. 北京:中国协和医科大学出版社,2022.

[3] 高金利,相英花. 妇产科护理学[M]. 北京:人民军医出版社,2015.

[4] 侯惠如,杨晶. 老年常见急症观察与护理流程[M]. 北京:人民军医出版社,2012.

[5] 蒋争艳,唐英姿,蒙桂琴. 外科护理技术[M]. 上海:同济大学出版社,2021.

[6] 金庆跃,许红. 妇产科护理技术实训[M]. 北京:人民军医出版社,2015.

[7] 孔翠. 临床护理综合知识[M]. 北京:华龄出版社,2019.

[8] 孔彦霞. 儿科临床护理技术[M]. 天津:天津科学技术出版社,2018.

[9] 李琛,任丽萍. 护理技能实训初级教程[M]. 北京:人民卫生出版社,2021.

[10] 李传玉. 现代护理精要与案例详解[M]. 北京:科学技术文献出版社,2022.

[11] 李乐之,路潜. 外科护理学实践与学习指导[M]. 北京:人民卫

生出版社,2022.

[12]李映兰,王爱平.护理综合实训[M].北京:人民卫生出版社,2022.

[13]林姗姗.医学护理研究与临床[M].北京:科学技术文献出版社,2022.

[14]刘秀霞.现代临床护理新进展[M].上海:第二军医大学出版社,2016.

[15]刘悦新,李绮薇.妇产科护理与风险防范[M].北京:人民军医出版社,2014.

[16]孙雪萍,冯晓昕.临床营养学[M].上海:同济大学出版社,2020.

[17]王萍,李砚池.儿科护理学习指导[M].北京:人民军医出版社,2016.

[18]夏雅雄,陈双琴,袁赛霞.综合护理实训[M].北京:中国协和医科大学出版社,2021.

[19]许虹波,姜丽萍.基于临床情境的成人专科护理实训教程[M].北京:高等教育出版社,2022.

[20]闫瑞霞,林珊.妇产科护理[M].北京:人民卫生出版社,2022.